名誉主编 孙颖浩　主编 王林辉 高 轶

一问一答
话肾癌

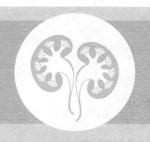

上海科学技术出版社

图书在版编目（CIP）数据

一问一答话肾癌 / 王林辉，高轶主编 —上海：上海
科学技术出版社，2018.1（2020.7 重印）

ISBN 978-7-5478-3647-7

Ⅰ.①一… ` Ⅱ.①王… ②高… Ⅲ.①肾癌-诊疗 –
问题解答 Ⅳ.① R737.11–44

中国版本图书馆 CIP 数据核字（2017）第 153424 号

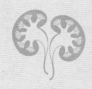

一问一答话肾癌

名誉主编 孙颖浩

主 编 王林辉 高 轶

上海世纪出版（集团）有限公司

上海科学技术出版社 出版、发行

（上海钦州南路 71 号 邮政编码 200235 www.sstp.cn）

三河市明华印务有限公司印刷

开本 889×1194 1/32 印张 5.5

字数：100 千字

2018 年 1 月第 1 版 2020 年 7 月第 3 次印刷

ISBN 978-7-5478-3647-7/R·1404

定价：32.00 元

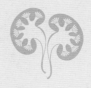

内容提要

　　本书由具有长期临床经验和科研积累的泌尿外科专家编写，通过一问一答的形式，介绍了肾脏的基础知识、肾癌的诊断、肾癌的治疗与康复。全书从患者的视角出发，收录了 78 个问答，深入浅出地呈现了肾癌患者和家属最为关心和最需要了解的知识。

　　全书图文并茂、注重细节、实用性强，可为肾癌患者和家属提供指导，也可作为希望了解肾癌的普通读者的参考书。

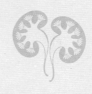

编者名单

名誉主编

孙颖浩

主编

王林辉　高　轶

秘书

杨启维　王志向

编委

（按姓氏笔画排序）

王　杰	王军凯	王志向	王志军	王林辉
曲发军	任吉忠	刘　冰	刘玉杉	刘佳毅
阴　雷	李　尧	杨启维	吴震杰	张宗勤
陈　杰	陈　明	季明飞	周正冰	周彩琴
房　晓	赵艳丽	姚亚成	徐　红	高　轶
崔心刚	琚官群	臧婉婷	谭海颂	

序

  肾癌是泌尿系统疾病中最常见的恶性肿瘤之一，近些年肾癌发病率呈快速上升趋势，严重威胁着人类的健康。随着经济快速发展，人们的健康意识也在不断加强，面对形形色色的恶性肿瘤带来的生命威胁，人们往往谈"癌"色变。相较于肺癌、肝癌、前列腺癌这些耳熟能详的恶性肿瘤，大部分国人对肾癌知之甚少，肾癌患者家属常常因为缺乏科学的认知和正确的健康指导，心理负担巨大。因此提高大众对肾癌的认知水平，指导患者进行科学诊疗和康复成为医患共同的迫切需求。

  王林辉教授带领的肾癌研究团队是国内最早开展肾癌专向研究的团队之一，在肾癌的临床及基础研究方面积累了丰富的经验并获得了多项科研成果。《一问一答话肾癌》是以患者需求为导向，以肾癌诊疗指南为依据，融合该团队多年的临床和基础研究成果，经过多位泌尿外科专家和临床一线医务工作者反复研究讨论，编写完成的科普读物。作为国内第一本肾癌科普相关的图书，它通过一问一答的形式，将专业的医学语言转化成通俗易懂的科普语言，充分翔实地介绍了肾癌的发生发展、治疗预后、健康管理等内容。这是一本内容全面、语言生动形象、编排科学合理的科普读物，它的出版将为医患之间架起一座沟通的桥梁，通过为肾癌患者答疑解惑、排忧解难，帮助患者实现拥有"家庭医生"的梦想。

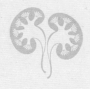

　　医学是一门专业性极强的学科，如何将专业的医学知识转化为普通民众广泛认知的医疗常识，并用以指导人们进行健康维护，这是医学科普的价值所在。肾癌相关的科普教育还任重道远，希望团队以这本书为起点，不断丰富肾癌相关的科普形式，让更多的民众了解肾癌，帮助患者及家属科学地战胜肾癌。

中国工程院院士

海军军医大学校长

全军前列腺疾病研究所所长

亚洲泌尿外科学会前任主席

中华医学会泌尿外科学分会主任委员

中国医师协会泌尿外科分会候任会长

全军泌尿外科学会主任委员

上海市科学技术协会副主席

上海市医学会副会长

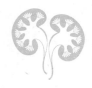

前 言

　　肾癌，又称为肾细胞癌、肾腺癌，起源于泌尿小管上皮细胞，是泌尿系统最常见的恶性肿瘤之一，目前已位居世界十大癌症之列。肾癌早期临床症状不明显，肿瘤往往需要通过临床检查才能被发现。早期肾癌经过正规合理的治疗，甚至可以达到治愈的效果。但患者一旦出现临床症状，病程往往已经进入中晚期，晚期肾癌严重威胁着患者生命健康。

　　随着健康体检的广泛普及、医疗技术的不断提高，在肾癌诊断和治疗的关键技术上都取得了重大突破，越来越多的肾癌都能够及早地被发现并获得积极有效的治疗，甚至治愈、长期存活。然而在平时的临床工作中，我们从每天接触到的肾癌患者身上，能够清晰地感受到他们对自身所患的疾病不解、怀疑，充满忧虑、恐惧，这些负面的情绪给患者带来了巨大的心理负担，使他们丧失了治疗疾病的信心，从而影响了患者身心健康及康复预后。又或是患者的家属对"癌"字讳莫如深，故意向患者本人隐瞒病情，给医患沟通带来难以逾越的鸿沟，从而延误了疾病治疗的最佳时机。同时，网络上还充斥着各种各样的治疗癌症的虚假广告，稍有不慎就给患者带来人财两空的结局。归根结底，是因为患者及家属对肾癌疾病相关知识匮乏。基于此，笔者深切地感受到开展肾癌科学普及工作的紧迫性。

　　本书积聚了笔者团队多年的肾癌临床诊治经验和肾癌科学研究最

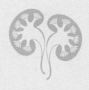

新成果，用尽可能通俗易懂的语言和深入浅出的道理来描述肾癌发生、发展、检查、治疗的全过程。全书采用一问一答的形式，内容紧贴临床实际并经过反复讨论研究，想患者之所想，忧患者之所忧，精选临床一线最常见和患者最关心的问题，并做出了科学、翔实、通俗的解答。同时，我们也提供了一些最为前沿的医疗技术及与疾病相关的治疗进展，帮助患者提高对抗癌症的信心。希望通过我们的科普工作，让更多的普通民众了解肾癌，让肾癌患者及家属正确认知肾癌，为肾癌患者在对抗肿瘤的道路上提供指引和帮助。

主编

2017 年 11 月

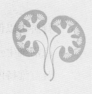

目 录

第三章 肾癌的治疗与康复 / 97

第一章

基础知识

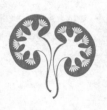

1

肾脏是尿液的源头

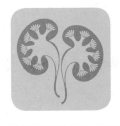

☆ 肾脏对人体有什么作用

☆ 肾脏在什么部位

☆ 肾脏"颜值"如何

☆ 肾脏对人体有什么作用

肾脏是人体的重要器官之一，它是人体泌尿系统的起始器官，是人体尿液产生的源头。其在产生尿液的同时，排出人体血液循环内多种有毒有害物质，如同人体内的"污水处理厂"。与肾脏紧密相连的是输尿管，输尿管体形瘦长，连接肾脏和膀胱，全程有三个狭窄的地方，这也是结石容易嵌顿的地方。结石嵌顿、狭窄、管壁外的压迫等均可导致输尿管梗阻，这就会使得尿液不能正常排出，最终导致肾积水。急性肾积水常伴肾绞痛；而慢性肾积水常无明显症状，部分患者直到肾积水导致肾脏功能受到严重影响引起肾功能衰竭，才出现全身症状。膀胱作为尿液汇合的部位，主要功能是储存和排泄尿液。正常成人膀胱容量为 300~500 ml，由于膀胱内容量大，因此即使出现体积较大的膀胱结石，症状也不明显，通常也不会引起输尿管梗阻和肾积水。

☆ 肾脏在什么部位

正常人体内，肾脏位于体内后腰部。在人体腰背部从上往下摸，您会

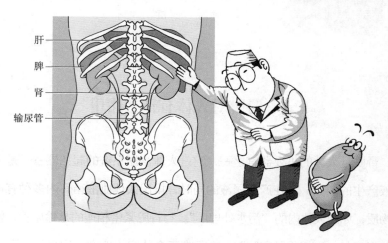

肝
脾
肾
输尿管

肾脏的解剖位置

发现上部是由肋骨保护较硬的部分，大家习惯把它称为"背"；背部下面摸起来较软，没有肋骨保护，人们习惯把它称为"腰"。人的肾脏正好就位于"背"和"腰"交界之处，一些地方的方言将肾脏称为"腰子"。肾脏上部有肋骨的保护，下部有强劲的腰部肌肉的保护。肾脏的前方为腹腔脏器，左右肾脏前方的脏器各不相同，左肾前面为脾脏、肾上腺、胰尾、胃、降结肠、空回肠等，右肾前面为肝脏、肾上腺、十二指肠、升结肠等。而在肾脏的背侧由里及表依次为：肾包膜、肾周脂肪、肾周筋膜、肾旁脂肪、腰背筋膜、腰部的肌肉、皮下、皮肤。正常情况下肾脏随着呼吸可上下移动，范围在一两指宽度以内。右肾常较左肾低 1~2 cm，体型偏瘦的人进行体检时，右肾下极可以在肋骨下缘腹部摸到，左肾则不易扪及。临床上常将人体脊柱两侧、"背"与"腰"相接的那一片区域，称为肾区，当肾有病变时，触压或叩击该部位，常有压痛或叩击痛。

☆ 肾脏"颜值"如何

通常，人体内肾脏是成对出现的实质性器官，形似蚕豆，成"八"字形贴在脊柱两侧的腰背部。成人肾脏长 10~12 cm，宽 5~7 cm，厚约 3 cm。肾脏呈红褐色，质地柔软，表面

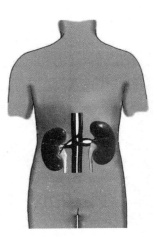

肾脏外形

光滑。肾脏有内缘和外缘、前面和后面、上端和下端，肾的外缘隆凸，内缘凹陷，医学上将它称为"肾门"，是肾盂和肾脏动脉、静脉、神经和淋巴管等出入的地方。这些出入肾门的结构，被结缔组织包裹，合称"肾蒂"。

2

肾数目和大小异常

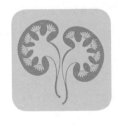

☆ 为什么有的患者只有一个肾

☆ 为什么有的患者一侧有两个肾

☆ 肾萎缩是怎么回事

☆ 肾脏体积为何会增大

☆ 为什么有的患者只有一个肾

正常人体内有两个肾，成对分布于人体内。部分患者刚出生一侧肾脏就没有或长在了其他部位，医学上分别将其称为"先天性独肾"和"异位肾"，如肾脏长在下腹的位置，常规超声检查可能会有遗漏，检查报告为"孤立肾"。一部分患者的两个肾由于发育不全，下端互相连在一起，形似马蹄铁，临床上称为"马蹄肾"。当然后天性疾病，如外伤等，也可以导致肾脏萎缩，从而形成后天性孤立肾的情况。

☆ 为什么有的患者一侧有两个肾

经常有新闻报道某人长了四个肾，这又是怎么回事呢？其实这是一种较常见的肾脏先天畸形，叫作"重复肾"，发病率约为 1/1 500。重复肾可为单侧，亦可为双侧，单侧畸形比双侧畸形多 6 倍。重复肾常融合为一体，不能分开，表面有一浅沟，重复的肾"麻雀虽小，但五脏俱全"，每个肾都有独立的肾盂、输尿管和血管。

☆ 肾萎缩是怎么回事

正常肾比自己的拳头稍大，长 10~12 cm，两三个鸡蛋的重量（120~150 g）。左肾较右肾略大，肾的大小因人而异，男性的肾略大于女性。

肾变小直观的理解为肾脏体积较正常小，这是俗语。医学上的定义为"肾萎缩"，肾萎缩是病理解剖学上的一个名词。肾萎缩是一种危害极大的疾病，一般都是后天形成的，它的产生原因有很多：长时间的肾脏疾病，如慢性肾炎、输尿管梗阻等，都会导致肾功能受损，使肾脏体积缩小，失去生理功能；还有一些是由于肾脏先天性发育不足，肾脏在婴儿出生时未能成熟，体积小于正常肾脏的一半以上，有些甚至只有一个鸡蛋那么重，可为一个肾发育不良或两个肾都发育不良。双肾发育不良患儿大多早年死亡，即使能存活下来，也常伴有肾性佝偻病、侏儒症、肾功能不全等。单侧肾发育不良者可以无症状，也有些会出现不断加重的或特别严重的高血压，常常还会影响双眼视力。所以，肾脏受了以上疾病的困扰，久而久之就会逐渐萎缩，有功能的区域越来越少，最终给患者的健康造成极大的影响。

☆ 肾脏体积为何会增大

肾脏形状在成年以后基本上就不会再有大的变化，如果成年人的肾脏

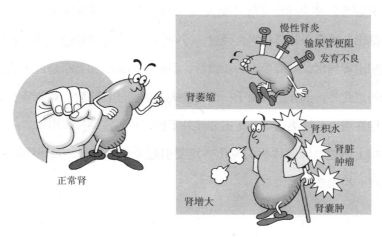

肾萎缩和肾脏体积增大

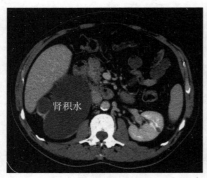 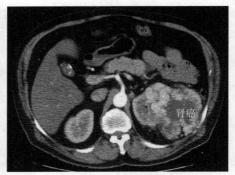

肾积水使肾脏体积增大　　　　　　　**肾肿瘤使肾脏体积增大**

突然增大，就有必要高度警惕是否存在肾脏的疾病，如肾积水、肾肿瘤、肾囊肿、肾炎等。

一些肾脏疾病，如输尿管梗阻导致的肾大量积水、肾脏长了巨大的囊肿或肿瘤等，都会导致肾脏"变大"。如果疾病导致肾脏肾盂内尿液无法正常排出，就会引起肾积水，经过一段时间就会影响肾功能。所以如果肾脏体积出现异常，就需要进一步检查，明确疾病诊断和判断是否影响肾脏的功能。此外，部分患者由于一侧肾脏失去功能或切除后，对侧肾脏会出现代偿性增大，这类患者并不需要额外干预，只需定期检查即可。

综上所述，肾脏体积的变化一定要引起大家的重视，及早去医院就诊，进一步检查明确诊断。

3

肾脏的生理功能

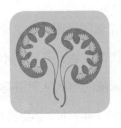

☆ 肾脏是如何生成尿液、排泄代谢废物及人体毒素的

☆ 肾脏维持内环境稳定及酸碱平衡对人体有什么重要意义

☆ 肾脏如何调节血压

☆ 肾脏可以促进造血、增强体质，这是真的吗

☆ 激活维生素D、促进钙的利用是肾脏的功劳吗

☆ 肾脏维持内环境容量的稳定在人体有什么重要表现吗

☆ 肾脏是如何生成尿液、排泄代谢废物及人体毒素的

肾脏有三大基本功能：生成尿液、排泄代谢产物；维持人体内环境液体的平衡及酸碱平衡；内分泌功能。

当血液进入肾脏后，肾脏会将其过滤，将血细胞及一些宝贵的营养物质保留下来，比如蛋白质，过滤出不含蛋白质的液体叫"原尿"。但原尿不是尿，正常的肾脏还会将其进一步加工，会再回收一些营养物质，比如糖分、水分和一部分电解质，这些营养物质会重新进入血液供人体利用。剩下的水分将人体的代谢废物排出体外，就形成了我们日常所见的"尿液"，这部分尿液约占原尿容量的1%。正常人一天尿量为1 000~2 000 ml，一般呈淡黄色，比重为1.003~1.030。总之比重过高、过低或固定不变，尿量过多或过少时，均提示有肾脏疾病存在的隐患。

肾脏是人体的"排毒器官"，人体每时每刻都在新陈代谢，在这个过程中必然会产生一些人体不需要，甚至是有害的代谢废物，其中一小部分以粪便的形式从肠道排出体外，但绝大部分以尿液的形式从肾脏排出体外，所以肾脏的功能很重要，它是维持人体正常生理活动的重要器官。此外，肾脏还能把进入体内的一些有毒物质排出体外，但有些药品肾脏不能将其完全排出，从而积累在肾脏，给肾脏造成损害，久而久之就导致肾病。而随着肾功能受到损害，这些对人体有害物质的排泄受到影响，废物就会进一步在体内积聚，损害各个器官，从而引起全身各种疾病。

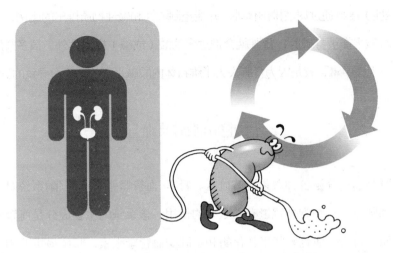

肾脏生成尿液，排泄代谢废物和人体毒素

☆ 肾脏维持内环境稳定及酸碱平衡
对人体有什么重要意义

肾脏可以排出体内多余的水分，调节机体酸碱平衡，维持人体的内环境平衡。肾脏对体内的各种离子具有调节作用：我们每天吃的食盐，其主要成分是氯化钠，肾脏也是调节钠和氯两种离子的主要器官；我们心脏的跳动、肌肉的收缩都离不开另一种重要离子，即钾离子，我们日常吃的水果蔬菜里都含有大量的钾离子，肾脏也是调节钾离子的重要器官；另外肾脏还调节磷、钙、镁等离子的平衡。这些正负离子的平衡对人体的阴阳平衡很重要。另外，肾脏对体内酸碱平衡也起调节作用，肾脏能把人体代谢过程中产生的酸性

（或碱性）废物通过尿液排出体外，并能控制酸性和碱性物质排出的比例，当人体酸碱平衡被打破时，肾脏就会把过多的酸（或碱）排出体外。很多肾脏患者出现酸中毒，就是因为肾脏失去了维持体内酸碱平衡的功能而导致的。

☆ 肾脏如何调节血压

肾脏通过分泌各种激素调节血压。肾素-血管紧张素-醛固酮系统对于维持动脉血压和细胞外容量有着重要的作用。该系统的主要成分是血管紧张素原、肾素、血管紧张素转化酶和不同的血管紧张素，其中最重要的是血管紧张素Ⅱ。血管紧张素Ⅱ是一种通过升高外周血管阻力从而升高血压

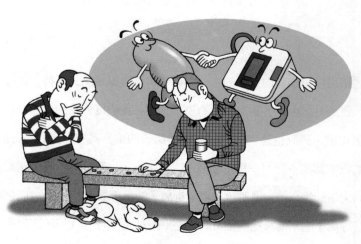

肾脏能调节血压

的强力血管收缩剂，而且它是通过刺激醛固酮合成而直接刺激钠的重吸收，尤其是在低血压的情况下，肾素–血管紧张素–醛固酮系统的首要作用是维持组织灌流。

同时肾脏还能分泌前列腺素，前列腺素主要是通过增加肾脏的排水量，也就是使尿液增多，从而减少人体水分，水少了，血也就少了，从而达到降血压的目的。

☆ 肾脏可以促进造血、增强体质，这是真的吗

肾脏可分泌一种加速造血的激素，叫作促红细胞生成素，顾名思义，它可以作用于骨髓造血系统，加快制造红细胞的速度。促红细胞生成素还能让骨髓更好地吸收铁，铁是合成血红蛋白的重要原料，如果人体缺铁，红细胞就会营养不良，这会引起贫血，贫血又会引起肾脏衰竭。因此，促红细胞生成素可以对调控人体的红细胞生成起到重要的作用。如果机体出现肾性贫血，能补充一些铁或者促红细胞生成素，有助于纠正贫血。

☆ 激活维生素 D、促进钙的利用是肾脏的功劳吗

日常生活中，人们在补钙的同时需要补一点维生素 D，大家都知道维生素 D 对钙的吸收非常重要，只有钙被良好地吸收，才能使人的骨骼强

壮。但是维生素 D 在体内只有经过肾脏的加工处理，才能转变为有活性的形式。经过肝脏和肾脏内生物酶的催化作用，无生物活性的维生素 D 能转化为有活性的维生素 D，即 1，25—（OH）$_2$维生素 D$_3$。它能促进胃肠道对钙磷的吸收，可促使钙质不断加工合成新的骨质，从而促进骨骼生长，甚至可以使软骨更加强健；肾脏合成的活性维生素 D 还可以促进肾脏对磷的吸收，减少身体所需磷元素从尿液的遗失。肾脏还可以通过抑制甲状旁腺激素的分泌，达到对钙元素和磷元素的吸收。所以说，如果肾脏不工作，那么仅仅依靠补充维生素 D 和晒太阳，维生素 D 终究不能成为有功能的活性维生素 D，所以就达不到强壮骨骼的作用。

当肾功能不全时，胰岛素、胃肠分泌的一些激素会延长作用时间，甲状旁腺素、降钙素等明显升高，从而引起代谢紊乱，人体内阴阳离子一紊乱，人体的内环境平衡就被打破。可见，肾脏在维持机体内环境稳定方面发挥着举足轻重的作用。

☆ 肾脏维持内环境容量的稳定在人体有什么重要表现吗

大家如果对肾脏功能有所了解，就不难理解肾脏功能受损后，相应的，其生成正常尿液、排泄代谢产物的能力下降，患者就可能会出现水肿、高血压、乏力、胃肠不适、酸中毒等症状，严重者尿量也会改变，尿常规检查会出现各种异常，同时由于内分泌功能等紊乱，导致贫血、严重缺钙等并发症。

　　水肿顾名思义，就是人体内或局部水分过多，不能及时排出，过多水分积聚在组织或器官内。水肿常按其原因而命名，由心脏、肝脏、肾脏、营养不良、淋巴管堵塞、静脉堵塞及炎症引起的水肿，分别命名为心源性水肿、肝源性水肿、肾源性水肿、营养缺乏性水肿、淋巴性水肿、静脉阻塞性水肿、炎症性水肿等。而肾源性水肿的特点为首先发生在组织松软的部位，比如眼睑、颜面部、足踝部等，以早上起床最为明显，严重时可以涉及下肢及全身。水一般都往低处流，所以身体低垂的部位容易水肿，比如小腿及足踝。人体组织松软的部位，也是水易积聚的地方，所以眼睑、颜面等部位也就水肿了。肾控制着人体内环境的平衡，肾脏功能受损之后，水代谢的平衡被打乱，人体的水也就会积蓄。肾源性水肿软而易移动，临床上呈现凹陷性水肿，即用手指按压局部皮肤可出现凹陷，且凹陷会较正常组织延迟复原。

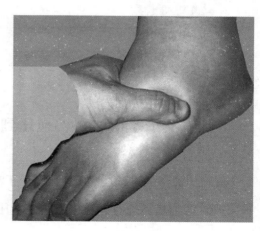

组织水肿

4

高血压和腰痛不容忽视

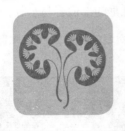

☆ 得了肾性高血压到底要不要紧

☆ 腰痛不全是腰椎的事，那还会是哪出了问题

☆ 得了肾性高血压到底要不要紧

高血压通俗地讲就是血压持续高于正常值，以动脉压升高为主要临床表现的心血管综合征，在未用抗高血压药的情况下，不是同一天之内的 3 次测量，收缩压（高压）≥ 140 mmHg 和（或）舒张压（低压）≥ 90 mmHg，可诊断为高血压。

肾性高血压是一种常见的继发性高血压，那什么是"继发性高血压"呢？通俗地讲就是其他疾病引起的高血压，本次主要讲述一些肾脏疾病引起的高血压。许多疾病都可导致供应肾脏血液的血管狭窄，狭窄到一定程度，即引起了肾脏因素的高血压，得名"肾性高血压"。肾性高血压可导致肾脏缺血从而引起一系列肾脏疾病，与原发性高血压引起的肾脏血管变硬变脆不同，肾性高血压有一些自己的典型症状，具体如下。

（1）在用听诊器听诊高血压患者时，可以在腹部听到一些血液湍流的杂音。

（2）可有长时间步行便出现腿痛难忍，被迫休息，休息片刻后可以再走，稍走片刻腿部又会出现剧烈疼痛的症状。

（3）肾脏的动脉有血栓堵塞时可有腹痛。

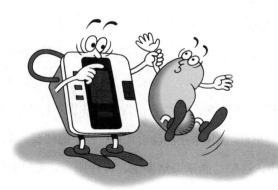

肾脏因素引起高血压

（4）肾脏受到各种因素的损害可出现血尿及蛋白尿。

（5）眼底甚至会因高血压而引起病变。

☆ 腰痛不全是腰椎的事，那还会是哪出了问题

腰痛大家经常会碰到，但腰痛并不是一个独立的疾病，而是一种症状，常见的腰痛原因大致分为以下五种。

（1）由脊柱骨关节及其周围软组织的疾患所引起。

（2）由脊椎病变引起。

（3）由脊髓和脊椎神经疾患引起。

（4）由内脏器官疾患所引起。

（5）由精神因素所引起。

可见，引起腰痛的原因是多方面的，也是比较复杂的，所以出现持续且不明原因的腰痛，不要掉以轻心，应尽快到医院就诊，避免发展为更加严重的疾病。

尿路结石梗阻导致肾脏积水患者出现的腰痛很有特点：较大的结石，多为患侧腰部钝痛或隐痛，常在活动后加重；较小的结石，多引起平滑肌痉挛而出现绞痛，这种绞痛常突然发生，疼痛剧烈，难以忍受，如刀割样，向下腹部、外阴部和大腿内侧放射。有时患者伴有面色苍白、出冷汗、恶心、呕吐，严重者出现脉搏弱而快、血压下降等症状。疼痛常阵发

性发作，或可因某个动作疼痛突然终止或缓解，伴有腰、腹部隐痛。

泌尿系统感染患者的腰痛，如急性肾盂肾炎，多为钝痛或酸痛，程度不一，少数有腹部绞痛，患者可以感受到肚子里从上往下的放射痛。患者常有尿频、尿急、尿痛等刺激性症状，在尿路感染时，此症状可首先发生。

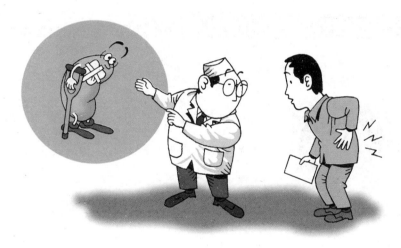

腰痛警惕肾病

5

小便里学问大

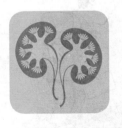

☆ 尿量过多或过少是什么原因引起的

☆ 泡沫尿是怎么回事

☆ 肾脏和痛风之间有什么关系

☆ 尿量过多或过少是什么原因引起的

正常人每天的尿量为 1 000~2 000 ml，平均为 1 500 ml 左右。无论尿量增多还是减少，都可能是肾脏疾病的表现，特别是夜间多尿，往往是肾脏疾病的信号。

每天尿量超过 2 500 ml 称为多尿。多尿可由内分泌或代谢性疾病引

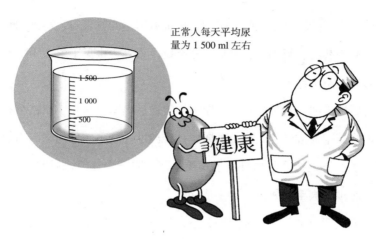

正常人每天平均尿量为 1 500 ml 左右

正常人每天尿量

起，如尿崩症、糖尿病、钾缺乏、高钙血症等。肾脏疾病引起的多尿，多见于慢性肾衰竭的早期，此时以夜尿量增加为其特点。急性肾衰竭的多尿期也可表现为多尿，是肾浓缩尿液功能变差的表现。

每天尿量少于 400 ml 称少尿。按引起少尿的病因分类，可分为肾前性少尿、肾性少尿和肾后性少尿。

肾前性少尿是由于肾脏供血不足导致的少尿。比如出血等导致的全身缺血，此时肾脏供血也会减少。血少，由血液滤出的尿液自然也就减少，此时如果及时补液输液，尿量会慢慢恢复；若不能及时诊断治疗，可引起肾脏功能的损害。

肾性少尿通常是由肾脏本身疾病引起的少尿。无论是原发于肾脏的炎症，还是身体其他疾病导致的肾炎，均可引起肾脏的损害，甚至导致肾衰竭，从而引起少尿甚至无尿。比如药物过敏引起的肾衰竭，常见的有青霉素、磺胺类药物、利福平、氨基糖苷类抗生素等，也见于汞、铅、砷、金等重金属盐类中毒等。

肾后性少尿，就是肾脏排出尿液的管道被堵塞。常见于尿路结石、肿瘤、前列腺肥大或前列腺癌、糖尿病神经源性膀胱等。任何原因引起的肾脏严重供血不足、肾脏本身疾患以及尿路梗阻三个环节，只要存在之一，即可引起少尿甚至无尿。

临床上三个环节常互为因果关系，如肾脏缺血的早期，仅为肾脏供血不足，若不能及时诊断治疗，可引起肾脏损害，此时即使补足血容量也不能使尿量立刻恢复。下尿路梗阻，早期肾脏过滤血液排尿的功能尚属正常，若不能及时解除梗阻，肾脏也会因大量积水而影响肾功能，压迫肾脏有功能的区域，引起肾皮质萎缩，严重影响肾脏排尿排毒的功能，此时就算解除尿路梗阻也不能使肾功能完全恢复。肾脏本身疾患，排出人体"废液"的功能受到影响，若不及时治疗，积聚在身体各个组织器官的"废液"会逐渐增多，水肿逐渐加重，肾功能也会进一步损害，使尿量进一步减少，从而又进一步加重肾功能的损害。

☆ 泡沫尿是怎么回事

尿里有泡沫的原因有多种。一般来说，如果泡沫较大或大小不一，并且持续时间较短，这是由于尿液中含有的一些有机物质（如葡萄糖）或无机物质（如矿物盐）使尿液张力增大所致，属于正常冲起的泡沫。这种泡沫尿不一定表示身体出了问题，无需紧张。但是如果是大泡沫很快消失，要警惕是否有糖尿病。如果尿液表面漂浮着一层细小的泡沫，且久

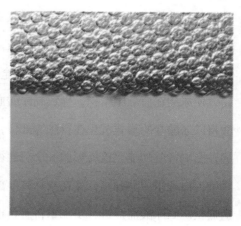

泡沫尿

久不散，则很可能是尿中含有蛋白质。鉴别的最好方法是去医院咨询泌尿外科或者肾内科的专家，确诊是否为蛋白尿。肾炎最早期的改变就是尿液中出现蛋白质，此期往往除尿隐血外尚无其他任何症状或体征，如果得不到积极有效的治疗，肾炎进一步发展，逐渐会出现肾功能不全，甚至会发展为尿毒症。简言之，正常尿都或多或少起泡泡，如果长期小便起大量泡泡，且长时间不消失，一定要引起重视。

☆ 肾脏和痛风之间有什么关系

痛风是一种由于尿酸产生过多，或因尿酸排泄不畅所致血中尿酸升高、尿酸盐结晶沉积在关节等组织中，从而引起的慢性炎性疾病。表现

为关节红肿灼热、触痛、功能受限。血液中尿酸长期升高是痛风发生的关键原因。而尿酸的主要排出途径是尿液，既然是尿液，那就与肾脏密不可分。肾功能不好，比如慢性肾功能不全等就会导致肾脏排泄尿酸发生障碍，使尿酸在血液中聚积，导致高尿酸血症。高尿酸血症如长期存在，尿酸将以尿酸盐的形式沉积在肾脏等部位，引起肾脏结石或痛风性肾病等疾病，影响肾脏功能。这就形成一个恶性循环，排不出去的尿酸进一步危害肾脏，血液里尿酸升高，又在身体其他部位沉积，引起诸如疼痛难忍等不适症状。高尿酸血症进一步加重肾脏负担，肾脏对尿酸盐的排除功能进一步下降，排不出去的尿酸盐重新吸收入血，导致血液里尿酸含量极度升高，并同时沉积到身体骨关节等部位，引起更加疼痛难忍的症状。

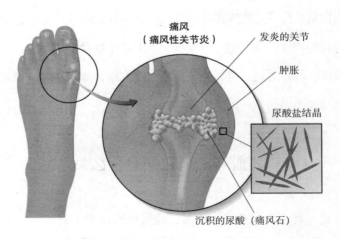

痛风患者体内尿酸盐结晶沉积在关节

6

中医里所讲的"肾""肾虚"和西医里的"肾""肾病"，这些概念不能混

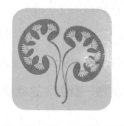

☆ 西医的肾与中医的肾是一回事吗

☆ 肾切除以后要不要补肾

☆ 西医的肾与中医的肾是一回事吗

很多患者一旦被诊断为肾脏疾病就非常担心，觉得自己肾亏了，赶紧买了很多补肾的东西给自己补补，而实际上西医的肾与中医的肾并不是一回事。中西医是两种不同的医学理论体系，在理论基础和临床都存在着巨大的差异，西医中的肾和中医中的肾具有本质的区别。

西医的肾就是从解剖角度出发所研究的肾脏器官，是泌尿系统的起始器官，最基本功能是产生尿液，借以排泄体内代谢产物和各种废物、毒物，同时调节体内的水和电解质平衡，另外通过分泌一些激素又对血压、红细胞生成等产生影响，因此得了肾病往往出现水肿、血压高、贫血等症状。

中医对脏器的认识称为"藏象学说"，"藏"即是藏于体内的脏器，"象"则是外在的生理病理现象，简单来说，就是通过对人体外在的生理病理现象的观察，归纳人体内在脏腑的功能。由此可见，中医对某一脏器的认识并不局限于脏器的解剖实践，还扩展到长期对人体生理病理现象的观察和反复医疗实践的验证，因此中医往往将一些表面看似没关系但内在具有密切联系的现象或者功能归因于一个"脏器"，这个"脏器"并非解剖上所观察到的器官。也许是因为古人没有一系列分子生物学实验手段，所以只能将一系列内分泌功能感性地归结到一个"脏器"身上，这就使得中医的某个脏器往往具有西医不具有的功能。而中医与西医的不同关键在于其他功能的认识上，通过临床现象的观察和医疗实践的总结，使得中医的肾具有西医肾不具有的功能，比如古人发现某些补肾药可以加速骨折的愈合，因此，认识到肾的精气有促进骨头生长的作用，提出"肾主骨"；看到人到老年，肾气不足时会出现头发花白稀疏、骨松易折，由此提出"肾其华在发，其充在骨"；观察到补肾可以促进生长发育、提高性功能，又提出"肾藏精，主生长、发育与生殖"等。

因此，西医的肾与中医的肾具有联系，但是不能完全等同，不能因为西医说是肾病就盲目补肾，很可能西医某些肾病表现出来的症状在中医中并非与肾有关，而是其他脏器的功能，单纯补肾或过量服用保健品更是误事。

☆ 肾切除以后要不要补肾

很多人觉得经历了肾切除手术，肾少了一个就是肾亏，所以应该补补，买一大堆中药来"补肾"，这样真的对吗？答案显然是否定的。补肾是中医的概念，中医最讲究的是"辨证论治"，所谓"辨证"就是根据患者的临床症状和舌脉象，通过望闻问切四诊合参总结出当时患者的诊断结论，即是"证"，比如气血两亏、湿热内蕴，再根据"证"制订相应的治疗原则，开出相应的处方。某种证是暂时的，随着病情的发展会不断发生变化，一旦症状改变了，证也就随之改变，治疗方法就会完全不同。比如感冒初期出现恶寒发热、咳嗽、清涕、脉浮，中医可以诊断为风寒犯肺证，治疗以祛风散寒为主；若病情加重，出现了发热咳嗽、咳吐黄痰、胸痛咽痛等症状，这时候就不是风寒犯肺证了，而变成了痰热壅肺，就该用清热化痰的药物，治疗方法则完全不同，甚至相反，因此中医对任何病的治疗辨证十分重要。我们回到西医的肾，肾切除确实少了一个肾，但是少了一个肾不代表就是肾虚，应该根据肾切除的原发病因，比如肾癌，再根据切除以后患者全身的所有症状来确定属于什么证来开展治疗，很可能患者的表现并不是虚损的表现，反而是外邪未清的表现，比如口苦尿黄、舌苔厚腻的湿热下注证，这时候还补肾不仅没好处还可能有害。总而言之，肾切除以后不一定都要补肾，如果真的觉得自己身体比较亏虚，那么最好咨询专业的中医师，让中医师来给你判断是何种脏器虚损，该补气血阴阳哪个方面为好。

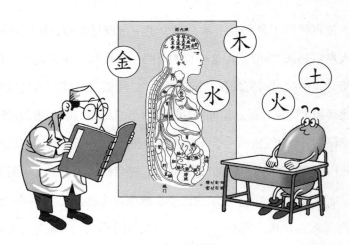

此肾非彼肾

7

肾癌的预防和早期治疗

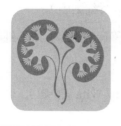

☆ 知己知彼，百战不殆，应对肾肿瘤，
我们应该知道些什么

☆ 肾癌的发病特点是怎么样的

☆ 哪些不良生活习惯会导致肾癌

☆ 知己知彼，百战不殆，应对肾肿瘤，
我们应该知道些什么

肾肿瘤是泌尿系统常见的肿瘤之一。约 **95%** 的肾肿瘤是恶性的，良性的很少见。恶性的肾肿瘤依据发病年龄可分为两大类型：①幼儿的肾肿瘤，多称为肾母细胞瘤，大多发生在 4 岁以前。据统计，这种肾肿瘤占幼儿恶

性肿瘤的 20%。②成人的肾肿瘤：常见于 40 岁以上，男性多于女性。

肾肿瘤病理类型复杂，种类繁多，历史上有多种肾肿瘤分类标准，各个分类标准中对肾肿瘤的命名与分类方法也不尽相同。2004 年，世界卫生组织依据肾肿瘤组织形态学、免疫表型、遗传学特点，结合肾肿瘤的临床表现以及影像学改变，推出了《肾肿瘤病理分类标准》（第三版），该分类系统结合了分子生物学以及免疫组织化学方面的进展，对肿瘤的分类更加细化，更能真实地反映肿瘤的临床特点，并正逐渐在国内普及应用。

按照该分类方法，肾肿瘤可分为以下几类：

（1）来自肾实质的肿瘤：有肾腺瘤和肾癌（又称肾细胞癌）。

（2）来自肾盂上皮的肿瘤：有移行乳头状瘤、移行细胞癌、鳞形细胞癌和腺癌。

（3）来自肾胚胎组织的肿瘤：有肾母细胞瘤（即 Wilms 肿瘤）、胚胎癌和肉瘤。

（4）来自间叶组织的肿瘤：有纤维瘤、纤维肉瘤、脂肪瘤、脂肪肉瘤、平滑肌瘤和平滑肌肉瘤。

（5）来自血管的肿瘤：有血管瘤、淋巴瘤和错构瘤。

（6）来自神经组织的肿瘤：有神经母细胞瘤、交感神经母细胞瘤。

（7）来自肾包膜的肿瘤：有纤维瘤、平滑肌瘤、脂肪瘤、混合瘤。

（8）囊肿：有孤立性囊肿、多发性囊肿、囊腺瘤、皮样囊肿、囊腺癌。

（9）转移性肿瘤。

绝大部分肾肿瘤是恶性的，肾盂上皮来源的肿瘤、集合系统来源的肿瘤以及肉瘤恶性程度较高。而囊肿，来自肾包膜以及血管的肿瘤一般为良性。肾细胞癌的恶性程度就需要病理科医生的"火眼金睛"以分级分期辨别良恶了。肾细胞癌也是临床最常见的肿瘤类型之一。所以患者朋友们不要一诊断肾癌就盲目悲观失望，放弃治疗，要相信医生，去积极治疗，每个人的病情不完全一样，即使癌也有很大的治愈希望。

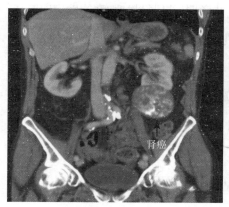

肾癌影像学资料

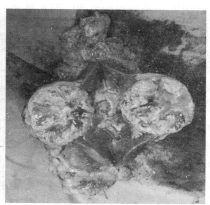

完整切除的肾癌

☆ 肾癌的发病特点是怎么样的

肾癌占成人恶性肿瘤的 2%~3%。近些年，肾癌的发病率明显递增，约每年增长 2%，是泌尿科肿瘤发病率排第三位的疾病。而且肾癌是泌尿系所有肿瘤中最致命的，超过 40% 的肾癌患者死于该疾病。肾癌更加偏爱男性，男性的发病率约是女性的 2 倍。各国或各地区的发病率不同，发达国家发病率高于发展中国家。我国各地区肾癌的发病率差异也比较大，呈现以下特点：①肾癌的发病率和死亡率均有上升趋势。虽然与世界部分国家比较，我国肾癌发病率仍处于较低水平，但呈现逐年上升趋势。②我国肾癌发病率东部地区高于西部地区。

肾癌发病可见于各年龄段，高发年龄为 50~70 岁。在成人中以肾癌和肾盂乳头状癌最为常见；而在婴儿、儿童期，以肾母细胞瘤的发病率最高；肉瘤、纤维肉瘤、脂肪肉瘤和平滑肌肉瘤都很少见，但恶性程度很高。此外，肾癌有家族倾向，有报道显示，多病灶或双侧肾癌有视网膜血管瘤的家族性肾癌，可为多病灶癌或囊内癌，多囊肾患者发生肾癌的概率高于正常肾。

☆ 哪些不良生活习惯会导致肾癌

虽然肾癌的病因至今还不清楚，但诸如吸烟、高蛋白质饮食、肥胖、酗酒等不良生活方式，可能是其致病的危险因素。吸烟一直被认为是肾癌的中度危险因素，吸烟者患肾癌的风险较非吸烟者明显升高，而且与吸烟量有明显关系。研究发现，三成左右的肾癌患者有吸烟史，被动吸烟同样容易得肾癌。吸烟 30 年以上、吸无过滤嘴香烟的人患肾癌的危险性显著上升。所以除了自己远离烟草外，还需劝诫周围的亲朋好友戒烟，以期尽可能降低罹患肾癌的风险。

研究发现，肥胖者更容易得肾癌，在女性中体现得尤为明显。目前尚不清楚究竟是什么机制致使肥胖成为肾癌的一个危险因素，可能与激素的变化，如肥胖者内源性雌激素的变化有一定的关系。肥胖者可能易出现动脉硬化性肾小球肾炎，使肾小管更易癌变。除此之外，高蛋白质饮食、大量食用肉类所造成的慢性肾功能改变也可能会诱发肾癌。研究还表明，食用蔬菜对肾脏有保护作用。

暴露于不同化学物品、辐射等环境因素，也可能是参与构成肾癌病因的重要方面。有报道长期接触金属镉和铅的工人、报业印刷工人、焦炭工人、干洗业工人、焦炉工、印刷工和石油化工产品工作者的肾癌发病和死亡危险性相对较高。化学药物特别是激素的使用可增加肾癌的患病率。高

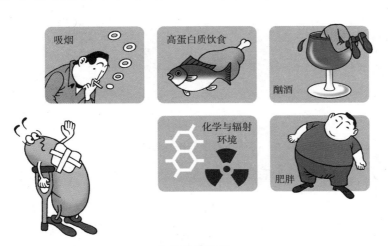

不良生活习惯

血压患者服利尿药后的肾肿瘤患病率增加。另外，肾功能不全长期透析患者容易发生肾癌，透析超过 3 年者应每年 B 超检查肾脏。有报道糖尿病患者更容易发生肾癌，肾癌患者中 14% 患有糖尿病，是正常人群患糖尿病的 5 倍。有害辐射也和肾癌有直接的关系，有统计显示，遭受到弱的 α 颗粒辐射源，并且因此导致的 124 例肿瘤，其中就有 26 例局限在肾脏。

那么日常生活中如何预防肾癌呢？简单来说，就是针对以上危险因素，采取"趋吉避凶"的做法，如戒烟、减少高蛋白质饮食、减肥、少酒等，养成良好的生活习惯，多吃瓜果蔬菜，合理搭配日常三餐，避免接触各类致癌的化学物品等。

8

肾癌与男性、女性及儿童

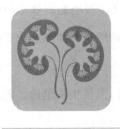

☆ 儿童会患肾肿瘤吗？儿童肾肿瘤有哪些特点

☆ 男性为什么会更容易得肾癌

☆ 得了肾癌会影响夫妻生活吗

☆ 儿童会患肾肿瘤吗？儿童肾肿瘤有哪些特点

很多人觉得肿瘤一般都发生在成年人身上，尤其是老年人，觉得小孩子得肾肿瘤是不可思议的事情，其实很多肿瘤都会发生在儿童身上，肾脏肿瘤也不例外。当然，儿童肾肿瘤也有它的特点。儿童肾肿瘤很多时候都是体检时或父母无意中发现小朋友肚子上有个包块而发现的，因此，各位家长朋友如果发现小孩子肚子上有小肿块，千万不要掉以轻心，一定要进行相关检查，排除肾肿瘤的可能。医学研究发现儿童是不会轻易患上肾癌的，但是如果发现确实患有肾癌，那有九成以上是肾母细胞瘤（又称Wilms 瘤）。全世界的儿童中大约每 1 万人就有 1 人患有肾母细胞瘤，其发病率在小儿腹部肿瘤中占首位。肿瘤主要发生在出生后最初 5 年内，特别多见于 2~4 岁。左右侧发病数相近，3%~10% 为双侧性，同时或相继发生。男女几无差别，但多数报道中男孩略多于女孩。

约 75% 患儿以腹部肿块或腹胀就诊，由于肿块在较小的时候不影响患儿营养及健康情况，也无其他症状，故多因家长在给小儿沐浴或更衣时偶然发现，且常不被家长重视而延误治疗。肿块多位于上腹部肋下一侧，表面平滑，中等硬度，无压痛，早期可稍具活动性，但其生长迅速，肿块会越来越大。此时虽无远处转移，但小儿受巨大肿瘤压迫，可有气促、食欲不振、消瘦、烦躁不安等表现。此时尿液从外观上看并无明显异常，但如果查尿常规，血尿诊断可高达 25%，这是因为尿中红细胞数量尚不足以引起尿液外观的改变，但这不能忽视，这提示肾功能已经受到一定程度影响。

高血压可见于 25%~63% 的患者，一般在肿瘤切除后，血压可恢复正常。此外，偶见腹痛及低热，但多不严重。食欲不振、体重下降、恶心及呕吐多是肿瘤晚期的信号。肿瘤也可刺激红细胞生成素过多分泌，导致红细胞过度增多。极少数肾母细胞瘤自发破溃，表现为患儿突发剧烈腹痛。

　　肾母细胞瘤分为遗传型和非遗传型两类。若属于遗传形式，则肿瘤发生得更早，更容易为双侧发病及多中心形式发病。所有双侧肾母细胞瘤及15%~20% 的单侧病变与遗传有关。此外，遗传型双侧肾母细胞瘤的后代发生肿瘤的概率可达 30%，而单侧病变者约为 5%。约 15% 肾母细胞瘤患儿合并有其他先天性畸形，常同时合并泌尿生殖系畸形（隐睾症、尿道下裂及肾融合或异位）、外耳畸形、智力迟钝、头面部畸形、腹股沟或脐疝等。儿童肾肿瘤的临床表现与成人也有相似之处，比如血尿、腹痛、腹部肿块等。儿童肾肿瘤术前往往不容易做出正确的诊断，很容易误诊为肾炎等内科疾病。因此在儿童，如出现单侧腹部肿块及血尿症状，就应考虑肾肿瘤的可能性。

　　肾母细胞瘤的治疗涉及外科手术、放疗及化疗等多种方法，可使部分患儿得以治愈，即使有转移的患者也能获得一定疗效。因肾母细胞瘤对放

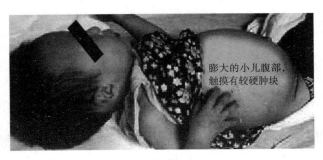

膨大的小儿腹部，触摸有较硬肿块

儿童肾癌患者

疗及化疗敏感，故手术配合放疗及化疗可较好提高手术生存率。瘤体较大者，术前放疗使瘤体缩小有利于手术。肾母细胞瘤综合治疗 2 年，生存率达 60%~94%，2~3 年无复发认为已治愈。双侧肾母细胞瘤可行双侧保留肾脏的肿瘤切除术，并辅以放疗、化疗。

☆ 男性为什么会更容易得肾癌

与其他癌症不同，肾癌有个明显的发病特点，就是"偏爱"男性，男性肾癌发病率是女性的 2~3 倍。男性肾癌高发除生理原因外，与男性吸烟、应酬过多以及生活压力大有很大关系。有研究显示，吸烟者患肾癌的危险是不吸烟者的 2 倍，且吸烟时间越久、吸烟量越大，危险性越高，原因与烟草中多种有毒物质对机体的慢性刺激有关。此外，男性因工作原因应酬较多，而长期高脂肪、高热量饮食不仅会出现肥胖、高血压等，还会提高患肾癌的概率。所以，戒烟、少吃大鱼大肉、油炸食品等高脂肪和高热量食物，多吃蔬菜瓜果，积极控制体重，有助于预防肾癌。

☆ 得了肾癌会影响夫妻生活吗

正常男性的性功能包括性欲、阴茎勃起、性高潮、射精和性满足等环节，如果其中任何一个环节发生问题，就会影响性生活的完善，医学上称为性功能障碍。与之相对应的表现是男性性欲减退、阳痿、早泄、遗精、不射精、逆行射精、血精、小便挟精、阴茎异常勃起等。而女性的性功能障碍主要表现为性欲冷淡、性高潮缺乏及阴道痉挛、性生活异常疼痛与性生活障碍。由于受传统医学及传统观念的影响，性功能障碍与"肾虚"有关的观念已植根于大多数人的性保健观念之中。的确，从中医的观念来讲，肾藏精、主生殖，肾所藏之元阴和元阳是人身的根本，人体的各种生理活动，特别是性及生殖活动都由肾所主，故肾为人的"先天之本"。大凡房事过度及劳思忧伤都可直接或间接地损伤中医中"肾"的功能，引起性功能障碍。不过性功能障碍的原因远非肾虚一面，即便是肾虚，也还有阳虚、阴虚之别。而长肾癌的器官是西医所说的肾，此"肾"非彼"肾"，解剖学上的肾是和性功能无关的，因此肾癌和性功能无关。

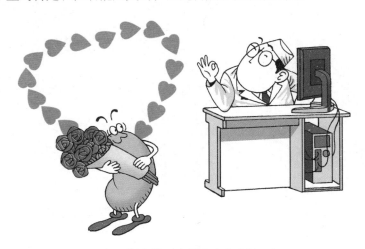

得了肾癌并不会影响夫妻生活

　　此外，性功能障碍多数都没有外在器官形态的改变，多数是因为心理因素造成的，在性学中称为性心理功能障碍。罹患肾癌从解剖学上讲并不会对患者勃起功能产生任何影响，但很多患者会有谈癌色变的心理，不自主地产生焦虑的情绪，从而对性生活造成影响。因此肾癌患者只要调整好自己的心态，正确面对肾癌这一疾病，就不会对性功能产生不利影响。

9

其他肾肿瘤和良性疾病

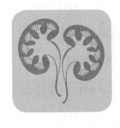

☆ 肾癌和肾盂癌是一回事吗

☆ 肾错构瘤与肾癌一样吗？它是良性还是恶性

☆ 肾囊肿都是良性的吗

☆ 肾多发囊肿和多囊肾是一回事吗？有什么区别

☆ 听说过血栓，癌栓又是怎么一回事

☆ 肾癌和肾盂癌是一回事吗

肾癌和肾盂癌都是自泌尿系统内生长出来的恶性肿瘤，由于两种疾病的症状很相似，所以临床上很容易把两种疾病混淆。但肾癌和肾盂癌又是完全不同的两种恶性肿瘤，它们在细胞起源、典型表现、确诊检查项目、CT 表现、细胞学检查结果、治疗措施和预后等都存在不同，如果治疗方案选择不得当，导致病情拖延，后果不堪设想。

首先介绍一下肾盂，肾盂是肾脏导出尿液的起始管道，位于肾脏内部，和输尿管相连。肾盂癌即是肾盂的上皮上长了肿瘤。肾盂癌可向肾脏侵袭。

（1）起源不同：肾癌往往起源于肾脏本身，可发生于肾脏任何部位。所以说，两者的"祖先"根本没有血缘关系，只能算是"住得很近的邻居"。

（2）临床表现不同：血尿是肾盂癌和肾癌共有的临床表现，但血尿出现的时机不同，肾盂癌早期即可以通过尿液观察到血尿，而肾癌则需肿瘤发展到一定程度，侵犯肾脏的范围增大后，才可见血尿。

（3）确诊检查项目不同：肾癌临床确诊主要依靠肾脏增强 CT，而肾盂癌行 IVU 或 CT 上尿路重建检查相对更准确。此时，CT 表现往往不同：在 CT 上肾癌的典型表现为多血管病灶，增强时病灶强化明显；而肾盂癌在 CT 上表现为低密度病灶，增强时虽有强化，但强化不明显。

（4）细胞学检查结果不同：肾盂癌肿瘤细胞学检查有可能呈阳性，而肾癌通常肿瘤细胞学临床诊断检查呈阴性。

（5）治疗措施不同：肾癌手术方式主要有根治性肾切除或肾部分切除，辅以免疫治疗或靶向治疗，传统放疗、化疗对肾癌无效。而肾盂癌首选根治性肾输尿管切除，切除范围包括肾、输尿管全长和输尿管开口周围部分膀胱，手术范围较肾癌更大，对化疗敏感。

（6）预后不同：在所有恶性肿瘤中，肾癌预后相对较好，只要早期手术，5 年生存率可达 90% 以上。而肾盂癌相比肾癌则预后较差，即使接受根治性手术治疗，术后容易出现膀胱种植转移，甚至全身转移。因此，肾癌和肾盂癌虽然仅一字之差，但两者在肿瘤生物学行为、诊断治疗方法和预后方面相差甚远。

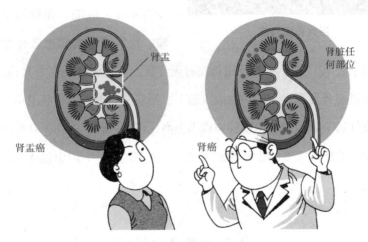

肾癌和肾盂癌不是一回事

☆ 肾错构瘤与肾癌一样吗？它是良性还是恶性

肾错构瘤亦名肾血管平滑肌脂肪瘤，顾名思义，瘤体内是一些血管、肌肉和脂肪组织，是良性肿瘤。过去认为该病少见，但随着医学影像学的

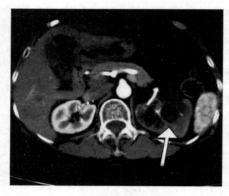

巨大肾错构瘤

发展，肾错构瘤已很常见。本病可以是单独疾病，也可以是结节性硬化的一种表现。国外报道大约 50% 诊断为肾错构瘤的患者有结节性硬化，是一种遗传性疾病，并有家族发病倾向，表现为大脑发育不良、癫痫、面颊部皮脂腺瘤。我国肾错构瘤患者合并结节性硬化者比较少见。小的肾错构瘤可无症状，常在体格检查如 B 超或 CT 检查时被意外发现，大的肿瘤因压迫十二指肠或胃可出现胃肠道症状，若因自发性破裂导致肿瘤内或肿瘤周围出血，可造成腰部疼痛，有些出血较重的患者会出现突发的剧烈腰部疼痛，甚至在较短时间内出现休克，血尿较少见。

☆ 肾囊肿都是良性的吗

随着体检影像学检查（B 超、CT，甚至是 MRI 或 PET-CT）的广泛应用，发现肾脏囊性病变的情况越来越多。如何对待这些囊性病变，很是让患者心烦。虽说肾脏的囊性病变大部分是良性的囊肿，但如何排除恶性疾病（即囊性肾癌）呢？囊性肾癌是不是肾良性囊肿恶变而来？

　　肾囊肿会不会恶变？囊性肾癌是不是由肾囊肿恶变而来？到目前为止尚没有确切的证据来回答这个问题。目前大家普遍接受的观点是：囊肿就是囊肿，囊性肾癌就是囊性肾癌，它们之间没关系。可能有人会说"某某早些年发现肾囊肿，后来恶变了，变成囊性肾癌了不是吗？"临床上也确实碰到肾囊肿多年后突然被诊断为囊性肾癌的病例，但仔细回顾其中一些患者的影像资料会发现，在最初诊断为肾囊肿时，该囊肿其实就是囊性肾癌，根本就不是什么囊肿，而是误将囊性肾癌当成肾囊肿了。

　　囊性肾癌为什么会被误诊为肾囊肿？简单来说，就是有些囊性肾癌太像肾囊肿了，所以被误诊。如何区别肾囊肿与囊性肾癌？对于肾脏的囊性肿物或囊实性肿物，判断病变良恶性的重要依据就是"Bosniak 分级"，该分级基于 CT 平扫＋增强扫描，被影像科和泌尿外科广泛接受，所以这类患者一定要做肾脏的平扫＋增强 CT 扫描。

　　根据 CT 所见，按 Bosniak 分级标准，将肾囊性肿物分为 4 级：

　　一级为单纯性良性肾囊肿，不需手术及随诊。

　　二级为小、复杂性、高密度肾囊肿，囊壁光滑、薄，可有小的钙化，通常不需手术，但需严密随诊。

　　三级为较复杂肾囊肿并伴一些恶性特点，需要对不同的个体应用不同的方法，可能需要手术。

　　四级为明确的恶性囊性肿物，边界不规则，有实性成分，必须行外科手术治疗。

从一级到四级是一个从像囊肿到像囊性癌的诊断过程。所以大家即使被诊断为肾囊肿，也不要掉以轻心，对自己健康负责，最好定期去医院体检，观察它的变化，通过定期体检排除囊性肾癌。

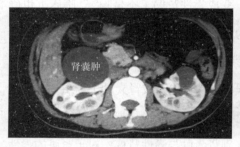

肾囊肿

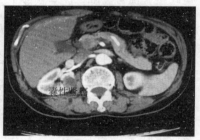

囊性肾癌

☆ 肾多发囊肿和多囊肾是一回事吗？有什么区别

肾多发囊肿和多囊肾最主要的区别是肾多发囊肿不遗传，多囊肾是遗传性疾病。

肾囊肿是指肾脏内出现单个或多个与外界不相通的囊性病变，通俗地讲，肾囊肿可以理解为肾脏上长了大水泡。一般没有症状，不影响肾功能，患者往往是在体检时偶然发现，预后良好，无需特殊治疗。肾囊肿有单发和多发之分，其中，多发性肾囊肿容易与多囊肾混淆。

多囊肾为肾实质中有无数大小不等的囊肿，如果没有直观的感受，大家一定见过一大串紫葡萄，多囊肾的肾脏就像紫葡萄那样。该病是一种遗

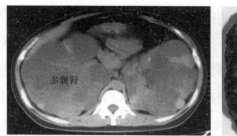 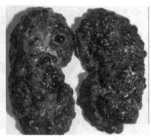

多囊肾　　　　　　　　　　**葡萄样的肾脏**

传性疾病，患者往往有家族史，可引起肾肿大、肾区疼痛、高血压、血尿、蛋白尿等，病变广泛且影响肾功能，严重者可引起肾衰竭，目前尚无特异治疗方法，主要以降血压、控制感染、延缓肾衰竭为主。

多囊肾与肾多发囊肿在病因病理、家族史、囊内容物和所产生的危害

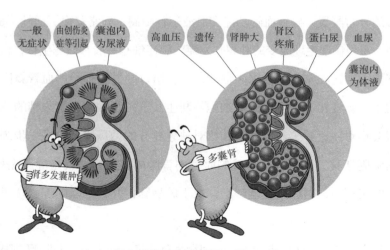

肾多发囊肿和多囊肾不是一回事

方面各不相同。多囊肾是常染色体遗传病；肾多发囊肿可以是先天的，也可由创伤、炎症、肿瘤等引起。多囊肾家庭成员中有类似患者；肾多发囊肿患者往往没有家族史。多囊肾囊泡内为体液（似血浆）；肾多发囊肿内是原尿，其中可含红细胞等。多囊肾可出现血尿、高血压、水肿、肾功能不全，并不可避免地发展为尿毒症；肾多发囊肿一般不会出现高血压、肾功能不全等。所以，多囊肾和肾多发性囊肿不是一种病，不要混为一谈。

☆ 听说过血栓，癌栓又是怎么一回事

癌栓，通俗地讲就是一堆癌细胞聚集在一起，形成栓子堵塞了血管。癌细胞在生长、繁殖、转移过程中，侵袭或堆集在血管内，同时可以引起血液的异常凝聚，导致血管功能和血液运行障碍、异常凝血、血栓形成，产生一系列病理生理改变的肿瘤并发症。癌症细胞一般都疯狂生长，代谢旺盛，需要比正常细胞多很多倍的营养，所以给肿瘤补给的血管就比一般的小动脉要粗大。随着肿瘤细胞不断生长繁殖，肿瘤血管末梢的癌细胞就会相对缺乏养分。而低氧和相对缺乏养分的微环境又会进一步刺激肿瘤细胞迁移，顺着静脉系统的血管向管腔内扩散，这就是静脉癌栓。在一些病例中，这些癌栓能够延伸至下腔静脉，并且可以向近心端迁移直达右心房。

此症可影响肿瘤患者的生存时间和生存质量。通常患者的肿瘤局限在

肾脏内并且癌栓在静脉内呈漂浮状态时预后较好，而那些侵犯肾周脂肪、淋巴结受累或者直接侵犯下腔静脉壁的患者肿瘤复发风险则很高。而且癌栓也可能脱落，发生在人体重要器官的癌栓或者癌栓脱落栓塞更严重地危及肿瘤患者的生命，甚至导致患者很快死亡。一般来说，肾癌患者伴腔静脉癌栓不会立即出现临床表现，除由原发癌引起的局部症状和全身症状外，还可能出现因肚子里腔静脉梗阻导致的下肢水肿、下肢静脉曲张、精索静脉曲张、腹壁静脉曲张、肝静脉阻塞综合征，以及心血管转移的症状和体征（如呼吸困难、颈静脉怒张、心脏杂音等）。除非下腔静脉完全闭锁且无侧支循环形成，否则临床表现并不明显，主要依靠 CT 或 MRI 等影像学检查诊断。

当然魔高一尺，道高一丈，经验丰富的外科医生甚至能完成大血管里的取癌栓手术，这真是一点不亚于拆弹部队去拆除定时炸弹，稍有差池，就会引起大血管破裂，导致患者迅速死亡，根本来不及输血、输液以及缝合血管。所以这种高难度的取癌栓手术，需要优秀的手术团队进行配合。

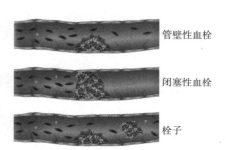

管壁性血栓

闭塞性血栓

栓子

血栓的形成

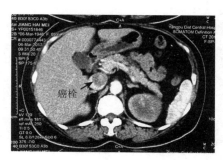

癌栓

癌栓

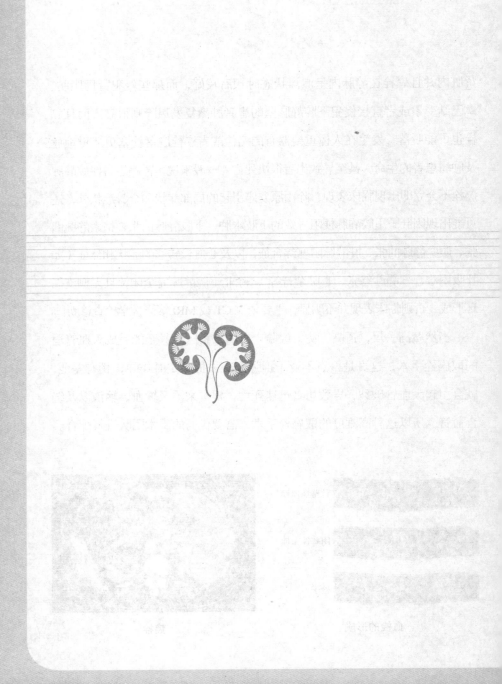

第二章

肾癌的诊断

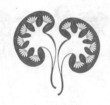

1

肾癌释放的信号

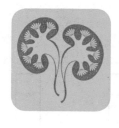

☆ 尿里有血是肾癌袭来的信号吗

☆ 腹部包块是肾癌晚期的表现吗

☆ 听医生讲"腰部酸胀痛，虽能忍受，但千万别忍，要排除肾癌"，有这么严重吗

☆ 发热和血压高也是肾癌的表现吗

☆ 医生讲的"咳嗽又咳血，千万要当心！肾癌肺转移，危及患者命"是怎么回事

☆ 尿里有血是肾癌袭来的信号吗

因为肾脏隐藏在人体比较深的位置，看不见，也不容易摸着，如果

肾脏长了肿瘤，很多表现一开始并不是很明显，不仔细检查，就会忽略它，最后对人体造成巨大的伤害。所以，早期发现很重要。肾癌的早期信号有很多，有发生于肾脏及泌尿系统内的表现，也有存在于泌尿系统外的表现。前面我们讲过肾脏的主要功能就是制造尿液，因此，肾癌早期最重要的表现之一就体现在尿液中，就是尿液中有异常增多的红细胞，医学称为血尿。其实，正常人的尿液中也含有极少量的红细胞，未经离心的尿液在显微镜下每个高倍视野可有红细胞0~2个，如果超过这个数量，即为血尿。有时候用眼睛就能看到尿液颜色有点红或者深褐色，在清洁便池中观察可能就更明显，这种情况下我们称之为"肉眼血尿"。也有的尿液中的红细胞虽然比较多，但通过我们的眼睛是看不到的，需要借助显微镜来观察，所以我们称为"镜下血尿"。

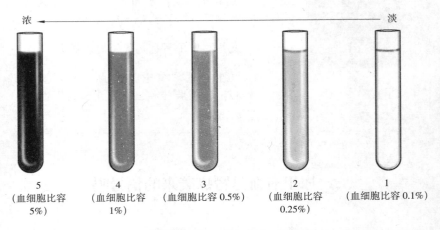

浓 ←————————————————————→ 淡

5	4	3	2	1
（血细胞比容 5%）	（血细胞比容 1%）	（血细胞比容 0.5%）	（血细胞比容 0.25%）	（血细胞比容 0.1%）

血尿的颜色和血细胞比容的关系

尿液是肾脏与外界发生联系的重要纽带，因此，血尿是大多数肾癌最常见的临床症状之一，是由于肿瘤侵犯了肾盂，导致肾盂内渗血。临床统计发现，大概有一半的肾癌患者会发生不同程度的血尿。通常肾癌患者发生血尿预示着肾癌已经进入了相对晚期。

临床上能导致血尿的疾病很多，肾脏来源的血尿有它自身的一些特点，通常为时断时续的，发生于小便的自始至终、不伴有任何疼痛的血尿。因此得了肾癌可能会出现三种症状的血尿，即间歇性血尿、全程血尿、无痛性血尿。

什么是间歇性血尿？就是指小便里有血的情况不是每次、每天都会发生，可自行停止，但会反复多次发作，因此血尿也具有强大的欺骗性，很多人没有把这个情况放在心上，觉得一两次血尿没有问题，没能够及时到医院就诊，错过了早期诊断的机会。如能在第一次血尿时就引起注意，及早就医，就不会错过最佳治疗时机。

什么是"全程血尿"？这其实是一种定位诊断，就是通过血尿出现在小便的时段来分析血尿来源于哪个部位。可分为：①初始血尿，血尿仅见于排尿的开始，小便的开头一部分是红的，后面变得颜色正常，这种情况提示病变可能发生在尿道，也就是邻近尿液排出的部位。②终末血尿：排尿快要结束时才出现血尿，排尿开始的小便颜色是正常的，病变可能多在膀胱或尿道。③全程血尿：血尿出现在排尿的开始到结束，出血部位多在膀胱、输尿管或肾脏。以上三种血尿，可用尿三杯试验加以区别。

什么是"无痛性血尿"？若小便的时候没有疼痛的感觉，称为无痛性血尿，在泌尿系统的肿瘤里这种症状比较常见。因此，一旦有发现肉眼血尿，呈无痛性，应当注意及时到医院进行各方面检查，以排除泌尿系统的肿瘤。

☆ 腹部包块是肾癌晚期的表现吗

人体肾脏左右各一个，形状类似于蚕豆；位于腰部脊柱两侧、"背"与"腰"之间，像一个"八"字一样排列，周围是肝、肠、胃、脾脏等器官。大部分肾癌一般向腹部或者腰部的方向生长，当肾癌病灶增大到一定程度，可从腰部或上腹部摸到包块。根据临床数据统计发现，20%~30%的肾癌患者会发现腹部包块，瘦长体型的人更容易出现，一些特殊体位，如睡觉时侧卧位包块更容易摸到，部分患者可能会观察到包块随呼吸上下移动。许多人摸到的肿块可能是肿瘤本身，也可能是被肿瘤推移的肾下极。若包块与周围组织粘连，则包块固定，不能推动，说明肿瘤已侵犯肾脏周围的脏器结构，那就属于晚期了，这种患者的肿瘤切除困难，预后不佳。综上所述，很多肾癌的患者都是自己无意当中发现了一个肿块，然后才到医院就诊。在这里，我们特别提醒大家无论发现身体哪个部位有肿块了，一定要及时就诊，尽可能早发现、早治疗。

☆ 听医生讲"腰部酸胀痛，虽能忍受，但千万别忍，要排除肾癌"，有这么严重吗

疼痛是很多疾病的表现，炎症、肿瘤更是常见。肾癌引起的疼痛多发生在腰部，性质为钝痛、闷痛，临床上大概有 20% 的肾癌患者可以出现疼痛表现。疼痛发生的原因是由于肿瘤生长牵拉了肾脏的包膜，导致肾脏包膜张力增大，牵拉了痛觉神经，所以往往表现为胀痛、隐痛。也可能是因为肿瘤进展过程中侵犯了周围的器官或腰部的肌肉造成的，后一种疼痛往往较重且持久。血尿严重的时候会形成血块堵塞输尿管，引起输尿管梗阻时可发生肾绞痛，此种疼痛较剧烈，难以忍受，类似于肾结石、输尿管结石引起的疼痛。多年来人们一直把血尿、疼痛和肿块并

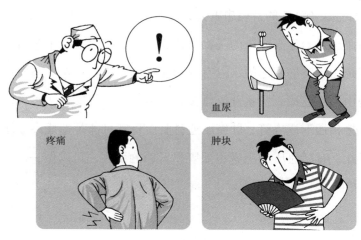

警惕血尿、疼痛和肿块

称为肾癌的"三联征"，我们需要知道的是三联征的三个表现都发生的患者只占所有肾癌患者的 10% 左右，出现三联征的时候肿瘤往往已是晚期，这类患者大部分已经错过了最佳治疗时期，治疗效果不佳。因此，要养成定期体检的习惯，早期发现并治疗肾癌，往往会取得较好的治疗效果。

☆ 发热和血压高也是肾癌的表现吗

发热在肾癌患者中也较常见，约 1/5 的患者会有此症状。最近的研究发现，有些肾脏肿瘤可以分泌一种叫白介素-6 的激素，这种激素可能与刺激机体发热有关。

同样还会有 1/5 的肾癌患者会有高血压，但最近的流行病学调查表明，高血压及治疗高血压的药物与肾癌的发生有关，并不是所有的高血压都是由于肾癌引起的，只有当切除肾癌后恢复正常的高血压才可确定是由肾癌造成。肾素分泌过多、肿瘤内部血管交错生长、动脉与静脉直接相通形成瘘管、肿瘤压迫肾脏血管都可能是造成高血压的原因。因此，有高血压的患者也要警惕肾癌的发生，可以做一个肾脏 B 超初步排除。

☆ 医生讲的"咳嗽又咳血,千万要当心!肾癌肺转移,危及患者命"是怎么回事

　　肾癌的危害性很大,肾癌转移常见部位有肺、骨、脑、肝脏等。如果肾癌转移到患者的肺部,那将给患者带去很大的痛苦和伤害。当肾癌出现肺转移之后,就开始在肺部扎根,疯狂增殖,相应也会表现出一些症状,肺转移的主要表现是胸痛、咳嗽、咯血、胸闷、气喘等。行胸部 CT 和磁共振检查都可以诊断。肾癌患者早发现、早治疗有利于防止该病转移,肾癌发生转移的部位非常多,一旦转移将不利于肾癌的治疗。

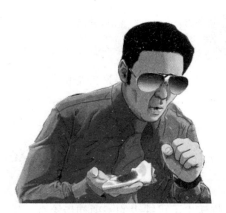

肾癌肺转移患者咯血

2

先来医院查个尿，方便简单作用大

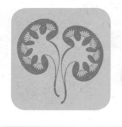

☆ 白细胞异常是提示尿路感染吗

☆ 红细胞异常的原因到底有哪些

☆ 尿蛋白预示着肾脏哪些疾病

☆ 尿路感染是由什么引起的

☆ 白细胞异常是提示尿路感染吗

尿常规检查是临床上不可缺少的一项初步检查，是医生发现肾脏疾病性价比较高的诊断方法。尿常规异常多数是肾脏或尿路疾病的第一个指征，也是提供疾病进展阶段的重要线索。尿常规检查主要包括分析尿中白细胞、红细胞、尿蛋白、尿糖、尿比重和酸碱度等。当拿到尿常规报告时，如果实在不知如何初步判断，可以先看"＋"和"－"。如果是"－"，说明正常，如果是"＋"，则要提高警惕，说明有一定问题。

尿常规白细胞如果出现大量"＋"，提示有泌尿系感染或结石、结核等。如果患者有典型的尿频、尿急、尿痛症状，基本可以判断为尿路感染。反复、严重的尿路感染对肾脏功能有很大的影响。对于反复发作的慢性尿路感染，用药前最好做个尿细菌培养。根据培养出的致病菌和药敏试验结果，选择有效抗生素治疗。

代号	项 目	结果	参 考 值	代号	项 目	结果	参 考 值
	尿色	淡黄			手工白细胞	25—30	0—2/HP
	尿清晰度	清晰			手工尿葡萄糖	阴性	阴性
	尿比重	1.020	1.010—1.030		手工尿蛋白质	阴性	阴性
	尿 PH 值	6.00	5.4—8.4				
	白细胞酯酶	阴性	阴性				
	亚硝酸盐	阴性	阴性				
	尿胆原	阴性	阴性				
	尿蛋白质	阴性	阴性				
	尿葡萄糖	阴性	阴性				
	尿酮体	阴性	阴性				
	尿潜血	阴性	阴性				
	手工红细胞	未见细胞	0—1/HP				

尿常规显示手工白细胞异常

代号	项 目	结果	参 考 值	代号	项 目	结果	参 考 值
	尿色	淡黄			手工白细胞	未见细胞	0—2/HP
	尿清晰度	清晰			手工尿葡萄糖	阴性	阴性
	尿比重	1.020	1.010—1.030		手工尿蛋白质	阴性	阴性
	尿 PH 值	6.00	5.4—8.4				
	白细胞酯酶	2+ ↑	阴性				
	亚硝酸盐	阴性	阴性				
	尿胆原	阴性	阴性				
	尿蛋白质	阴性	阴性				
	尿葡萄糖	阴性	阴性				
	尿酮体	阴性	阴性				
	尿潜血	阴性	阴性				
	手工红细胞	未见细胞	0—1/HP				

尿常规显示白细胞酯酶异常

☆ 红细胞异常的原因到底有哪些

正常人尿中没有红细胞（或偶见），如果尿常规出现红细胞，并超过3个，提示有泌尿系炎症、结石、肿瘤、肾炎等。如果是无痛性的尿中出现大量红细胞，则要当心肾脏肿瘤的可能了。需要注意的是，女性查出尿中有红细胞，要看是否在月经期，以避免月经混入尿中引起的红细胞阳性。

代号	项 目	结果	参 考 值	代号	项 目	结果	参 考 值
	尿色	淡黄			手工白细胞	未见细胞	0—2/HP
	尿清晰度	清晰			手工葡萄糖	阴性	阴性
	尿比重	1.020	1.010—1.030		手工尿蛋白质	阴性	阴性
	尿 PH 值	6.00	5.4—8.4				
	白细胞酯酶	阴性	阴性				
	亚硝酸盐	阴性	阴性				
	尿胆原	阴性	阴性				
	尿蛋白质	阴性	阴性				
	尿葡萄糖	阴性	阴性				
	尿酮体	阴性	阴性				
	尿潜血	(tt)↑	阴性				
	手工红细胞	未见细胞	0—1/HP				

尿常规显示尿隐血阳性

代号	项 目	结果	参 考 值	代号	项 目	结果	参 考 值
	尿色	淡黄			手工白细胞	未见细胞	0—2/HP
	尿清晰度	清晰			手工尿葡萄糖	阴性	阴性
	尿比重	1.020	1.010—1.030		手工尿蛋白质	阴性	阴性
	尿 PH 值	6.00	5.4—8.4				
	白细胞酯酶	阴性	阴性				
	亚硝酸盐	阴性	阴性				
	尿胆原	阴性	阴性				
	尿蛋白质	阴性	阴性				
	尿葡萄糖	阴性	阴性				
	尿酮体	阴性	阴性				
	尿潜血	阴性	阴性				
	手工红细胞	25—30	0—1/HP				

尿常规显示手工白细胞异常

☆ 尿蛋白预示着肾脏哪些疾病

前面已经讲过，肾脏是一个过滤网，是营养物质的回收站，蛋白质这种好东西，自然不会从尿液里排出体外，如果尿液里有蛋白质，也就是，尿蛋白检查一项里出现（＋），通常是肾炎、肾病综合征的标志，这些疾病都是破坏了肾脏的正常结构，使得肾脏回收宝贵营养物质的功能下降，蛋白质也就白白从尿里丢失。这些病需要患者去肾内科就诊。当然严重尿路感染、剧烈运动也会出现尿蛋白。

代号	项　目	结果	参　考　值	代号	项　目	结果	参　考　值
	尿色	淡黄			手工白细胞	未见细胞	0—2/HP
	尿清晰度	清晰			手工尿葡萄糖	阴性	阴性
	尿比重	1.020	1.010—1.030		手工尿蛋白质	2+↑	阴性
	尿 PH 值	6.00	5.4—8.4				
	白细胞酯酶	阴性	阴性				
	亚硝酸盐	阴性	阴性				
	尿胆原	阴性	阴性				
	尿蛋白质	阴性	阴性				
	尿葡萄糖	阴性	阴性				
	尿酮体	阴性	阴性				
	尿潜血	阴性	阴性				
	手工红细胞	未见细胞	0—1/HP				

尿常规显示手工尿蛋白阳性

☆ 尿路感染是由什么引起的

尿路感染是指细菌或真菌等在尿路中生长繁殖，并侵犯泌尿道黏膜或组织而引起的炎症，是临床中最常见的一种感染。尿路感染包括肾盂肾炎、尿道炎和膀胱炎。炎症有急性和慢性之分。尿路感染好发于女性。比较常见的症状有尿频、尿急、尿痛等炎症刺激膀胱的症状，以及腰痛、腰腹部疼痛；有时还会出现全身感染的症状，如寒战、发热、头痛、恶心、呕吐、食欲不振等，常伴有血白细胞计数升高和血沉增快。

慢性尿路感染的病程经过会比较隐蔽。大多数患者会出现尿急、尿频等常见症状；也有一部分患者会出现没有任何症状的细菌尿，以及断断续续的尿急、尿频等症状，同时伴有腰腹不适或时有低热；有些患者还会伴有高血压、多尿、夜尿增加，发生脱水等症状。经常尿路感染的患者，时间长了，很有可能就会造成肾功能不全。不少尿路感染的患者，因早期治疗不及时、不彻底，也不了解其会影响肾功能，随着病情进展，错过了最佳治疗时机。所以为了保护好自己的肾健康，当发现自己有尿路感染的症状时，一定要去医院及时做检查，做到早发现、早治疗，以免耽误治疗。

3

再来医院查个血，有些指标异常提示肾癌的悄然临近

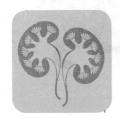

☆ "血沉"是个什么检查

☆ 血钙增高是好事吗

☆ 肾癌会促使红细胞增多吗

☆ 肾癌不光影响肾功能，还会影响肝功能吗

☆ 有没有早期诊断肾癌的血液学标记物

☆ "血沉"是个什么检查

血沉就是红细胞沉降率，是指红细胞在自身重力作用下产生的自然沉降，并在单位时间内的沉降距离。一般来说，除了一些生理因素外，体内有感染或组织坏死的情况，血沉就会加快，提示疾病的存在。肾癌患者出

现血沉快的原因目前尚不清楚，但发生率会有 50% 左右。有学者对 236 例肾癌患者进行了回顾性研究，70% 以上的患者有血沉快的表现，甚至在被确诊为肾癌前 6 年时就已出现，因此，有学者提出对持续血沉快的患者应做肾脏 B 超检查，用来排除肾肿瘤可能。

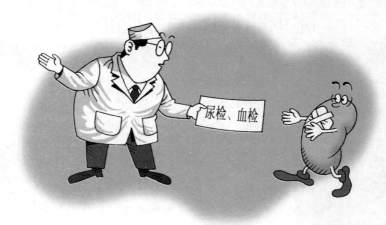

查尿查血便于早期发现病症

☆ 血钙增高是好事吗

血中的钙含量增高，这个身体信号大家千万不要忽视。肾癌伴高钙血症的发生率约 10%，可能与肿瘤分泌的雌激素有关。切除肾肿瘤后可恢复正常，肿瘤转移或复发后可重新升高。有时高血钙还可能由肿瘤转移到骨骼引起，这一点也好理解，肿瘤在哪就会侵蚀哪的组织，既然转移到骨质，自然破坏骨骼，使大量骨钙释放入血。

☆ 肾癌会促使红细胞增多吗

红细胞增多可能与肿瘤直接分泌红细胞生成素有关，或与肿瘤压迫正常肾脏组织，使肾脏缺血，刺激分泌促红细胞生成素有关。

☆ 肾癌不光影响肾功能，还会影响肝功能吗

肝功能异常并非由肿瘤转移到肝脏引起，而是由肿瘤导致一系列内分泌功能变化造成的结果，患者会同时出现白细胞减少、发热和肝脏局部坏

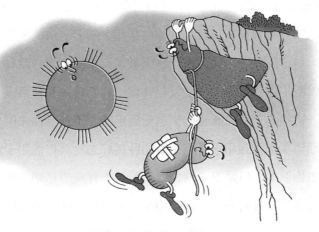

肾癌还会影响肝功能

死。切除肾肿瘤后肝功能恢复正常，如果肝功能不能恢复正常，则提示有转移灶。少数情况下还可伴有胆汁淤积，胆汁淤积过多还会引起黄疸（全身皮肤及黏膜出现一种不正常的黄染）。其他症状，比如贫血、体重下降，还有一些有拗口医学名称的疾病，如血清碱性磷酸酶升高、淀粉样变及神经病变等都可能发生在肾癌患者身上，这些都是帮助临床医生做出诊断的依据。

☆ 有没有早期诊断肾癌的血液学标记物

肾癌的表型多种多样，怎样才能做到早期诊断？许多人都知道，甲胎蛋白和肝癌的关系很密切。那么肾癌有没有这样一个指标，可以在肾癌筛查中光凭抽一管血就发现，那就可以极大地提高肾癌的临床治愈率。肿瘤标志物具有早期发现特定肿瘤的作用，随着经济的发展和医疗水平的提高，目前肿瘤标志物的概念已突破了原来的范围，其作用也从单纯的肿瘤诊断扩大到检测肿瘤复发与转移、判断疗效和预后以及人群普查等方面。肾癌的早期诊断也越来越受到重视，不管是临床医生还是肾癌患者都期望尽快找到用于肾癌诊断的肿瘤标志物。目前用于肾癌诊断的肿瘤标志物很多，但是很遗憾，就目前对于肾癌的早期诊断来说，现在发现的所有针对肾癌的肿瘤标志物都不太理想，这些肿瘤标志物的特异性和灵敏度都有待提高。随着医学研究的进展，发现了一些新的生物标志物，有可能成为未来的肾癌诊断标记物，但目前还处于临床试验阶段，未被广泛应用于临床。

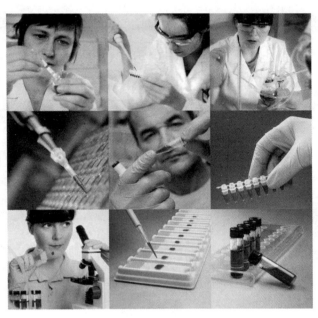

肿瘤标志物检测

4

其他器官的信号会提示肾癌已经悄然而至

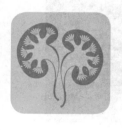

☆ 阴囊上的大蚯蚓是什么病

☆ "肿瘤不怕远征难，千变万化有表现"说的是肿瘤的什么征象

☆ "天下癌症一般黑，癌癌相护何时了"是指什么癌症

☆ 肾癌诊断困难吗

☆ 阴囊上的大蚯蚓是什么病

阴囊内扪及增粗的静脉，形状类似于蚯蚓，特点为平卧位后不消失，由肾静脉或下腔静脉内瘤栓阻碍精索静脉内血液回流引起，这种疾病医学上称为精索静脉曲张。因此患者如果得了此病，尤其是中老年患者突

然出现症状，一定不要麻痹大意，最好加做一个肾脏 B 超检查，排除肾癌。

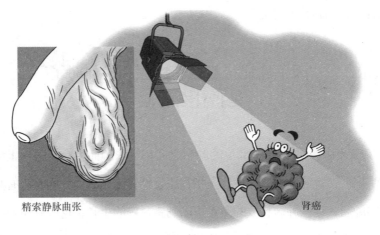

精索静脉曲张   肾癌

精索静脉曲张提示肾癌可能

☆ "肿瘤不怕远征难，千变万化有表现"说的是肿瘤的什么征象

　　肿瘤远征，即为了生存，到其他器官组织去发展，也就是医学上所说的肿瘤转移。而肾癌发生转移往往较早，当原发灶很小时就可出现转移，而且转移的位置多变，几乎可见于人体的任何部位。约 1/3 的肾癌患者在就诊时就发生了转移，另有少部分患者是因肿瘤转移灶的症状而前往医院就诊。除了肺、肝、脑、骨骼等常见肿瘤转移部位外，肾癌还常常转移到

其他少见部位，如胆管腔内、纵隔、拇指甲下、阴道、外耳道和眼眶等。由此可见，对于出现在身体任何部位的异常物，尤其是不明来源者，都不能忽视是肾癌转移的可能。

☆ "天下癌症一般黑，癌癌相护何时了"是指什么癌症

"癌癌相护"是指两个部位的肿瘤之间相互依赖而生存，医学上称之为伴生癌。在肾癌领域，伴生癌是指在原发性肾癌患者中，同时患有其他部位的肿瘤，这些肿瘤释放的激素可以刺激肾癌的生长，这些肿瘤包括乳腺癌、子宫内膜癌及卵巢癌。虽然不能因此说明肾癌生长需要依赖其他的激素，但在某种程度上提示肾癌与这些肿瘤间是有联系的，不同肿瘤间互相"辅佐"，共同侵害人体。

肾脏由于其特殊的功能及解剖位置导致肾癌的表现多种多样，而且具有极大的隐蔽性，因此，早期发现并诊断出肾癌取决于人们对该疾病是否足够重视。凡年龄在 40 岁以上，当身体出现相关症状时，一定要及时就诊，并且一定不要将泌尿系检查遗漏，以排除肾癌的可能性。同时要养成定期体检的习惯，保持健康身体。

☆ 肾癌诊断困难吗

前面已经讲过肾癌的表现多种多样，且具有极大的欺骗性，典型的肾癌表现并不多见，而一旦发现，往往提示肿瘤已经进入晚期阶段，可能失

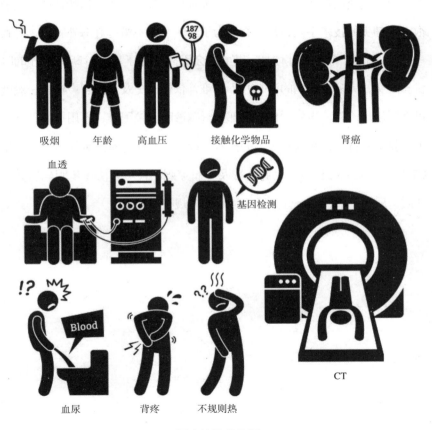

肾癌的诊断依据

去了最佳的治疗时机，此时通过手术就较难治愈了。肾癌是否能早期诊断，关乎患者预后的好坏，甚至因为肿瘤进展而威胁生命，可见肾癌早期诊断是至关重要的。目前暂时没有特异性的生物学指标，因此诊断肾癌主要依靠病史和影像学检查。

很多人谈癌色变，觉得得了肾癌天都塌下来了，为了诊断肾癌一定要很多高精尖的技术手段，甚至有人为了诊断肾癌不惜远赴海外就医，导致一些患者花费了大量的财力，也可能会因此耽误了早期诊断和治疗的时机。其实，大多数肾癌的诊断并不困难，依据病史及常规超声检查一般就可得到初步诊断。当然，也有一部分肾癌诊断比较困难，不用担心，临床上对复杂的肾癌诊断也有很多的技术手段，一般诊断有困难的患者可应用CT 检查、磁共振检查、动脉造影及肿瘤穿刺活检等方法逐步明确病变的性质。后面章节将一一介绍肾癌诊断的常规技术方法。

5

"拍个片子" "做一下 B 超" 这些方法不可少

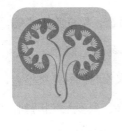

☆ 便宜、快捷、无辐射的检查是什么

☆ 诊断肾癌逐层扫描、层次清晰的检查是什么

☆ 成像清晰、无辐射的检查手段是什么

☆ 超声还有升级版

☆ 对于肾癌的诊断，功能性检查是什么

☆ 良恶难辨时，我们会束手无策吗

☆ 便宜、快捷、无辐射的检查是什么

超声波检查（US 检查）是利用人体对超声波的反射进行观察，就像飞机、潜艇中的雷达一样，可以通过各种物体的超声波反射来判断物体的形

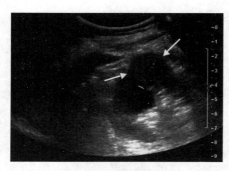

肾癌超声图像

状、特性，初步明确物体的性质。由于超声检查方法简便，无创伤性，因而肾脏肿瘤的诊断中已被广泛应用。超声图像还能显示肾癌的范围，癌肿有无侵入邻近器官、有无肝脏或脾脏转移，肾蒂及腹膜后淋巴结是否肿大，因此，对肾癌的临床分期有一定帮助。多数肾癌首先是通过 B 超发现的。但是，一般来说，对于直径小于 0.5 cm 的肾癌，B 超是较难发现的。因此，超声检查是诊断肾癌的首选方法，但现在有的体检还没有把泌尿系统超声作为常规检查，建议读者可在定期体检项目中加入该项检查，早期筛查肾癌。不少肾癌患者症状不是特别明显，在日常生活中极容易被忽视。

如果患者只是腰部酸胀痛，怀疑肾肿瘤，平时又没时间做详细检查，可以只去做个 B 超检查。B 超发现肾肿瘤的敏感性较高，很多无症状肾肿瘤可以通过 B 超发现，在肾肿瘤的诊断中已被广泛运用，是首选的检查方法。B超检查可发现肾内占位性病变，还有助于区别实性、囊性和囊实性肿物。

☆ 诊断肾癌逐层扫描、层次清晰的检查是什么

目前 CT 是诊断肾癌的重要检查方式。目前约 90% 的肾癌是通过腹部

CT 平扫＋增强诊断的。CT 可了解肾肿瘤的大小、位置、有没有局部浸润转移等情况；有助于对囊性和实质性肿块的鉴别，准确率达 93%；对术前判断肿瘤的进展程度有一定帮助；是肾肿瘤最重要的影像学检查手段，具有密度及空间分辨率高的特点，对肾肿瘤的检出率很高，接近 100%。CT 对鉴别肾肿瘤的良恶性有重要价值，肿块形状不规则、侵犯肾脏包膜及发现淋巴结转移或静脉瘤栓均提示肿物为恶性；如肿瘤有完整包膜，与正常组织分界清楚，相当于脂肪密度则良性可能性大。CT 使用的是 X 线，属于放射性辐射，对身体有一定放射剂量，但是，X 线损害也是需要剂量叠加的，只要不是短期内反复进行 CT 检查也不会对身体造成任何不良影响，在身体可承受的范围之内。

所以对泌尿外科医生而言，如果术前有一个患者增强 CT，在他们的大脑里就基本形成了该患者肾癌与肾脏的三维结构图，帮助他们在手术中更加精准地切除肿瘤，保留正常肾组织。目前结合 CT 的三维重建以及 3D 打印技术，更加形象生动地将肿瘤与肾脏的三维结构呈现在医生面前，这使得即使经验不丰富的手术助手大脑里也有了清晰的手术路径，从而能更加密切高效地配合好主刀医生，使得手术更加流畅和完美。

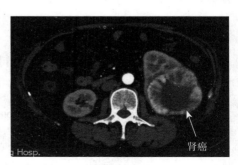

肾癌 CT

☆ 成像清晰、无辐射的检查手段是什么

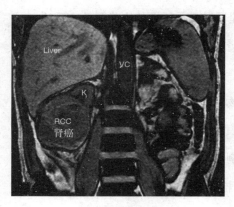

肾癌磁共振

磁共振检查（MRI）：MRI 对肾癌的诊断与 CT 有同样的价值，临床上通常用来评估静脉系统是否存在癌栓及判断癌栓的位置。最新研究显示 MRI 在判断肾癌病理类型和分期方面也有一定价值。如果患者对增强造影剂过敏，可采用 MRI。MRI 在恶性肾肿瘤的诊断中，对肾肿瘤的范围和确定是否为原发肿瘤有较大价值；另外，MRI 可以明确肾肿瘤扩散和转移情况，对判断肿瘤进展有重要意义，在患者的后期治疗中起到重要作用。MRI 使用的是磁共振原理，基本没有电离辐射，所以对身体几乎无损害。

☆ 超声还有升级版

超声造影（contrast-enhanced ultrasonography，CEUS）是一种借助于超声造影剂的成像技术，通过产生接近红细胞直径的造影剂"微泡"，从而使比头发丝还细的微血管显影。这就是通常所说的超声升级版。超声造影可用于

显示肾脏内各级血管分支、肾肿瘤周边及内部小血管血流情况。目前主要应用在碘剂过敏的、肾功能损害的肾肿瘤患者的诊断。超声造影对囊性肾癌的诊断有临床价值，尤其在囊性肾癌、囊肿内壁结节或囊肿恶变时，超声造影对囊性肾癌的诊断准确率及敏感度均高于增强 CT。超声造影的增强程度有助于肾良恶性肿瘤的鉴别诊断，肾恶性肿瘤以高增强表现为主，肾良性肿瘤以低增强表现为主。超声造影显示的肾癌假包膜，可用于与肾血管平滑肌脂肪瘤的鉴别。超声造影在检测直径小于 1 cm 的小肿瘤时，检出率优于增强 CT，优于灰阶超声和彩色多普勒超声显像，特别是在显示肿瘤血管和鉴别肿瘤的良恶性方面，超声造影具有极大的优势。超声造影方法简便、影响因素较小，具有较大的应用前景，有人把它看作是继二维超声、多普勒和彩色血流成像之后的第三次革命。随着医疗技术的发展，目前有一些最新的肾癌诊断技术应用到临床，使得诊断更加精准，可以帮助医生制订更好的治疗方案，让患者获得更大的好处。

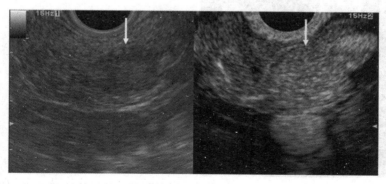

肾癌超声造影

☆ 对于肾癌的诊断，功能性检查是什么

放射性核素检查对了解肾功能有重要价值，同时也能用显像技术来反映脏器功能，同时显示脏器形态。对一些不能做 X 线造影的患者更为合适。肾脏的实质如果有瘢痕等损伤也会被其灵敏地发现。体外显像设备可以通过注入体内的造影剂，清晰地观察肾脏对于液体成分的一系列分泌、浓缩和排泄的过程，完整展现肾脏的工作过程。而且可以两侧肾脏同时观察，进行对比，观察两侧肾脏的轮廓、大小，对比两侧肾脏的放射性分布、浓聚、排泄情况。造影剂也会经过泌尿系统迅速排泄，对身体副作用较小。此检查适合大多数人群，对于肾脏下垂、先天性畸形及多囊肾等疾病都有较高的诊断价值，同时可动态且真实地反映两侧肾脏的功能状态。

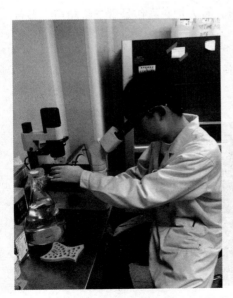

显微镜下观察病理切片

☆ 良恶难辨时，我们会束手无策吗

肾肿瘤术前行穿刺活检其实并没有太大必要，目前也不推荐。但对于明确肿瘤性质困难或晚期肾肿

瘤需要靶向药物治疗的患者，可以考虑做穿刺活检明确病理类型，对施行什么手术方式、采用哪些靶向药物有很好的指导作用。

此外，肾癌患者应常规行胸片、肝胆 B 超、骨扫描等检查，排除肿瘤是否存在远处转移。诊断肾癌的方法多样，但不是每一样检查都有必要去做，还是要根据病情来选择，这个就需要通过专业的泌尿外科医师来综合判断。

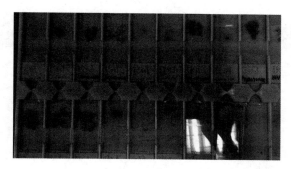

肾癌病理切片

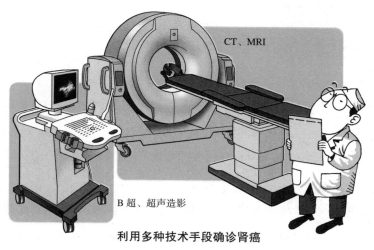

CT、MRI

B 超、超声造影

利用多种技术手段确诊肾癌

6

肾癌的轻重早晚

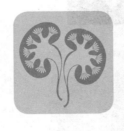

☆ 怎么判断肾癌到底严重不严重

☆ 如何评判肾癌的严重程度

☆ 我们日常说的癌症"早期"和"晚期"就来源于医学上的"TNM 分期"吗

☆ 说完"分期",说"分级",这些条条框框如何定肿瘤

☆ 肿瘤病理分型是什么

☆ 家人得了肾癌,我有必要进行肾癌筛查吗

☆ 怎么判断肾癌到底严重不严重

肾肿瘤一旦诊断为恶性,即肾癌,接下来就要关心肾癌到底严重不严重。因为,同样是肾癌,病理类型不同,恶性程度不同,对肾癌患者

后续的治疗和生存期都有重要的影响。肾癌的严重程度主要与肾癌的临床分期、病理分级及分型有关。如果发现肾脏长了肿瘤，大家首先第一反应肯定是想知道到底是良性的还是恶性的。肾良性肿瘤在肾脏实质性肿瘤中占的比例很小，不到10%（包括血管平滑肌脂肪瘤、纤维瘤、嗜酸细胞腺瘤、脂肪瘤、腺瘤、后肾腺瘤、血管瘤、球旁细胞瘤、中胚叶肾瘤、囊性肾瘤、平滑肌瘤、髓质间质细胞瘤等），其中血管平滑肌脂肪瘤占了大部分。通常肾肿瘤在组织学诊断之前都优先考虑为恶性肿瘤。肾良性肿瘤一般直径多小于 2 cm，不引起明显的临床症状，所以很少能早期发现。以往多在肿瘤内出血、肿瘤长大后体积增大刺激肾包膜引起腰部疼痛或突破尿液引流的通道出现血尿才被发现。近年来由于保健意识的提高和体检的广泛普及（尤其是 B 超检查的广泛使用），肾良性肿瘤的检出率越来越高。肾良性肿瘤在影像学检查中的一些特征性表现来源于其本身的病理特征。一些肾良性肿瘤的特殊成分可在不同的影像学检查中表现出特异性的征象：如血管平滑肌脂肪瘤、脂肪瘤和嗜酸细胞腺瘤等。现有的检查手段如彩色多普勒血流成像、超声、CT 等可以帮助确诊。另外，恶性肿瘤生存期主要评估术后 5 年内患者生存情况，如果手术后肿瘤患者能生存超过 5 年，称为临床治愈。了解肾癌的恶性程度，一方面是为了指导治疗，另一方面也给肾癌患友增强治疗的信心，知己知彼，百战不殆，了解得越多，我们就越有战胜肿瘤的武器和方法，治愈的希望也就越大。

☆ 如何评判肾癌的严重程度

常常在听医生讨论病情的时候，会提到这样几个让人纠结的用词："某某患者的肿瘤，活检病理的结果提示为某某级，综合这位患者其他器官和系统受肿瘤波及的情况，我们认为患者的癌症已经处在某某期。"

"级，高级别，低级别，早期，晚期，进展期……"医生们在说些什么？

分级和分期，是描述恶性肿瘤生物学行为的两个相对独立的概念。一般而言，所谓肿瘤分级，是指通过手术切片病理、穿刺活检等方法，并以特定的方法对肿瘤组织进行染色，在显微镜下所观察到的肿瘤细胞的形态。通过观察显微镜下肿瘤细胞千奇百怪的样貌，肿瘤病理学家在长期的实践过程中，早已总结出一套分辨"良"与"恶"的判断依据。不仅如此，对于宣判为"恶"的细胞，通过特定的评判标准，病理学家们还可以准确地估计肿瘤有多"恶"。

我们以一位肾肿瘤患者为例来说明肾癌的分级分期。该患者为 55 岁男性，退休公务员，例行体检时 B 超发现左肾肿瘤。进一步做了 CT 增强扫描和 PET-CT 等检查，在影像学上明确了"左肾肿瘤"的诊断，于是患者及时来到泌尿外科准备就医。

泌尿外科医生根据患者的术前检查，包括肿瘤在 CT 上的大小（直径 4.5 cm），以及 PET-CT 上没有发现远处转移等临床证据和表现，对这位患者进行了一个初步的临床分期：$cT_1bN_0M_0$，Ⅰ期。在这里，TNM 分期之前那个小小的"c"字前缀，就是"clinical"的简写，表示这一判断，是依据"临床表现"做出的，是"一审判决"，是有待手术当中的直接观察，以及对手术标本的病理学检查等手段来进一步证实的。

这位患者接下来在排除手术禁忌证后，进行了腹腔镜的肾肿瘤切除术。手术完成之后，病理科大夫们对切除下来的肿瘤标本进行了病理学检查，结果表明，这是一例肾透明细胞癌，核分级为Ⅱ级，并且肿瘤的切除边缘没有被癌细胞侵犯。这里的"级"字，意义也就不言而喻了。如前文所述，这个"级"是病理学家对这种癌细胞有多"恶"的一个科学判断。

而手术当中的实际探查也没有发现肾脏周围脂肪组织的浸润、附近淋巴结转移以及邻近器官的转移，显微镜下对肿瘤标本切除边缘的重点观察也证明了癌细胞还没有波及这里。于是乎，入院诊断上的"左肾癌，$cT_1bN_0M_0$，Ⅰ期"，也就通过了手术和病理的"实践检验"，所以"终审判决"可以略作修改，如下：左肾癌，$pT_1bN_0M_0$，Ⅰ期。这里这个小小的"p"字前缀，是"pathological"的简写，表示"病理学"的意思。这就是肾癌分期与分级的简介。

☆ 我们日常说的癌症"早期"和"晚期"就来源于 医学上的"TNM 分期"吗

肿瘤患者对"分期"这个词必定不陌生。"早期"肿瘤让患者有"不幸之中的万幸"的感觉，而"晚期"一词则往往预示着黯淡而悲观的治疗前景。"分期"往往不限于肿瘤本身的局部变化，而是综合评估肿瘤对患者整个机体所造成的影响，简单地说，就是肿瘤的邻近脏器侵犯、淋巴结转移和远处转移等情况。所谓的早期肿瘤，一般指肿瘤局限于原发器官本身，尚未累及身体的其他器官；而所谓晚期肿瘤，肿瘤往往已经扩散至其他组织和器官，相比而言，治疗将会更加棘手。

目前国际上临床实践中以及学术界最广泛使用的恶性肿瘤分级分期体系，是诞生于 20 世纪 50 年代的 TNM 分期系统。

TNM 分期系统中，T 是肿瘤一词英文"tumor"的首字母，由它来代表肿瘤原发灶的情况，随着肿瘤体积的增加和邻近组织受累范围的增加，依次用 $T_1 \sim T_4$ 来表示。N 是淋巴结一词英文"node"的首字母，指区域淋巴结（regional lymph node）被侵犯的情况。淋巴结未受侵犯时，用 N_0 表示。随着淋巴结受累程度和范围的增加，依次用 $N_1 \sim N_3$ 表示。M 是转移一词英文"metastasis"的首字母，指远处转移，通常经由血道转移，没有远处转移者用 M_0 表示，有远处转移者用 M_1 表示。在此基础上，用 T、N 和 M 这三个字母指标的相应组合（grouping），通过查阅分级分期对应表，从而知晓患者肿瘤分期（stage）的情况。

TNM 分期系统经过长期临床实践的检验，所含的三个指标涵盖了最具临床意义的肿瘤行为特征，对于评估病情、确定治疗方案以及预测患者接受治疗后的效果（即"预后"）都具有非常出色的信度和效度。

对于肾癌而言，一般我们把 I 期和 II 期称为"早期"或者"局限期"，表示疾病大体上可控，预后尚好；将 III 期称为"局部进展期"，表示疾病已经有了一些糟糕的发展趋势，但是还没有完全失控，尚不是最悲观的情况；而将 IV 期肾癌称为"进展期"或者"晚期"，说明已经有了明确的远处转移等不妙的表现，整个疾病的进程进入了终末的轨道，很难被医生驾驭了。

☆ 说完"分期"，说"分级"，这些条条框框如何定肿瘤

这些评判标准，在不同组织器官的恶性肿瘤中大同小异。简单地说就是，肿瘤细胞与它周围正常细胞的形态差别越大，意味着肿瘤恶性程度越高，即我们所说的"越恶"。医学上这种肿瘤组织异型性的大小可用肿瘤的分级（grading，G）来表示。目前，简明三级方案最为常用：I 级（G_1），即分化良好者（称为高分化），肿瘤细胞接近相应的正常来源的组织，恶性程度低；III 级（G_3），分化较低的细胞（称为"低分化"），肿瘤细胞与

相应的正常发源组织区别大、分化差，为高度恶性；Ⅱ级（G_2），组织异型性介于Ⅰ级和Ⅲ级之间者，恶性程度居中。简明三级分级方案多用于分化性恶性肿瘤，如腺癌、鳞癌等的分级。部分未显示分化倾向的恶性肿瘤称为未分化肿瘤，属于Ⅳ级（G_4），为高度恶性。可见，恶性肿瘤的分级反映的是肿瘤的内部特征，对于客观评估肿瘤的分化程度和生物学行为、预测预后具有很大参考价值。

肾癌的 TNM 分级标准如下表。

一个大"T"影响着手术效果

T_0 未见肿瘤

T_1 肿瘤小（≤ 7 cm），患肾一般局限于肾包膜内，手术效果一般比较好

T_2 肿瘤大（> 7 cm），由于肿瘤体积较大，患肾形态已经失常，但肿瘤仍局限于包膜内，手术难度相对较大

T_{3a} 肿瘤突破肾脏包膜，侵及肾周的脂肪组织，但不包括肾上腺，手术难度很大，预后不太理想

T_{3b} 肿瘤侵犯横膈膜以下的下腔静脉

T_{3c} 肿瘤侵犯横膈膜以上的下腔静脉或侵犯下腔静脉壁

T_4 肿瘤侵犯肾周筋膜，包括侵犯邻近肿瘤的同侧肾上腺

一个大"N"决定着预后

N_X 淋巴结有无转移不肯定，或无法评估

N_0 淋巴结无转移

N_1 有局部淋巴结（单个或多个）转移

一个大"M"表示肾癌是否有远处转移

M_X 转移范围不肯定

M_0 无远处转移

M_1 有远处转移

根据肾癌的 **TNM** 分级，对应的肿瘤分期如下表所示：

I 期	T_1	N_0	M_0
II 期	T_2	N_0	M_0
III 期	T_1 或 T_2	N_1	M_0
	T_3	任意 N	M_0
IV 期	T_4	任意 N	M_1
	任意 T	任意 N	M_1

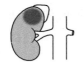
T_1 肿瘤最大直径 ≤ 7 cm

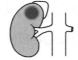
T_{1a} 肿瘤最大直径 ≤ 4 cm

T_{1b} 肿瘤最大直径 ≤ 7 cm

T_2 肿瘤最大直径 >7 cm

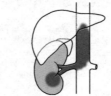
T_{3b} 肿瘤侵及肾静脉或
下腔静脉

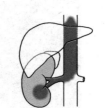
T_{3c} 肿瘤侵及膈上下腔静脉

T_{3a} 肿瘤侵及肾上腺或
肾周组织

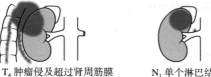
T_4 肿瘤侵及超过肾周筋膜 N_1 单个淋巴结转移

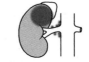
N_2 超过 1 个以上淋巴结转移

肾癌 TNM 分期

☆ 肿瘤病理分型是什么

肿瘤病理分型：肿瘤的分型描述的是肿瘤细胞的来源，不同组织来源的肿瘤都有不同的特点，这些特点都是准确判断肿瘤进展程度、预后、制订临床治疗方案的关键。根据肾肿瘤细胞在显微镜下的不同表现，生物化学方法检测细胞内所携带的不同遗传信息，可以将肾癌分为若干种类型。不同类型的肾肿瘤的预后不同，一般来说透明细胞癌预后较乳头状肾癌、嫌色细胞癌差一些，集合管癌预后最差（集合系统起源的肾癌进展很快，预后极差，发现时常伴有淋巴结及远处转移）。

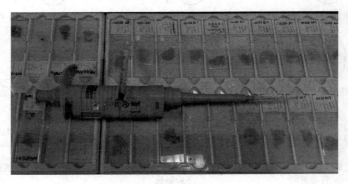

病理切片读取肿瘤病理分级

☆ 家人得了肾癌，我有必要进行肾癌筛查吗

前面我们讲过由于肾脏在人体内的位置很深，前有腹腔脏器、后有腰

部健硕的肌肉保护，再加上早期肾癌症状不明显，所以肾癌早期不易发现。临床上不到一半的肾癌患者是因健康体检而偶然发现的。如果是体检发现，那么大部分为早期病变，治疗效果好，生存时间长，生活质量好，预后良好。因此，要想早期抓住这个"隐形杀手"肾癌，避免被他夺取生命，就必须进行早期体检筛查。

肾癌可以在任何年龄段发病，高发年龄在五六十岁以后。男性多于女性。定期体检对于早期发现肾癌意义重大。40 岁以上的人应该每年至少做一次肾脏 B 超检查，特别是有肾癌家族史者。只要坚持每年查体和体检，即使不幸罹患肾癌，也不至于由于发现太晚而错过了最佳治疗时机。

那么筛查肾癌应做哪些体检项目呢？首先查个尿必不可少，肾是尿的源头，尿液最能反映源头的情况，同时血尿也是肾癌的重要症状（尿常规检测可发现小便中红细胞的含量，判断有无血尿）。查完尿，再查个血，因为肾癌患者可以出现红细胞增多症，也可以出现贫血，因此，血常规检测是必不可少的。肾肿瘤巨大的时候可出现肾功能改变，血沉和血钙等也可出现异常，因此肝肾功能检测、电解质和血沉的检测也是有必要的。

超声检查是最简便、无创伤的检查方法，而且经济、便捷。肾脏内超过 1 cm 的肿块即可被超声扫描所发现。如果出现鉴别或者诊断肾癌困难，可以加做 CT 或者磁共振来进一步明确。肾癌筛查也可以用 X 线平片进行检测，X 线平片可以见到肾外形增大、轮廓改变，偶有肿瘤钙化，在肿瘤内有局限的或广泛的絮状影，亦可在肿瘤周围成为钙化线、壳状，尤其在年轻人肾癌多见。因此，养成良好的体检习惯和适当地加做一些血尿检测和肾脏超声检查，早期发现肾癌并不是那么困难。很多人都觉得身体只要没有什么不舒服，就没有必要去体检，直到身体出现症状才去就医，最后只能后悔莫及，希望各位读者为了自己的身体健康，千万不要嫌体检麻烦。

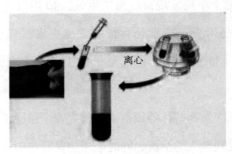

血标本进行实验室肾癌筛查

很多读者会问，如果家里人得了肾癌，我们会遗传肾癌吗？肾癌通常不遗传，家里人没这个病，单单患者自己患肾癌的约占 **96%**，他们一般只有单个肿瘤，趋向于晚年发病，多见于 50 岁以上患者。对肾癌患者有血缘关系的亲属应该进行评估，因为他们患肾癌的风险可能会增高。他们需要定期进行腹部超声和 CT 检查评估是否有肾癌。这些积极的措施有助于尽早做出诊断并挽救患者的生命。如果肾癌患者的基因有一点点突变，那么他的家庭成员应该考虑做基因检测，以了解是否携带了突变的基因，因为这可能是家族性肾癌的遗传信息。

那么什么情况提示可能是家族性肾癌？比如家族内有家族性肾癌史；患者合并不明原因肾功能衰竭、眼部肿瘤、失明以及脊髓或脑肿瘤；患者出现肾癌时年龄小于 45 岁；肾脏多病灶性病变（多个肾癌病灶）；患者同时发生了肾上腺肿瘤、胰腺肿瘤；多发皮赘、不明原因气胸、肺囊肿、皮肤红斑等。在这些情况下，应该考虑家族性肾癌。对于这类患者的家族成员，医生建议应该积极到医院进行筛查，防患于未然。

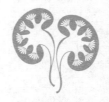

第三章

肾癌的治疗与康复

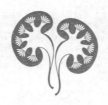

1

肾癌从哪里来，到哪里去

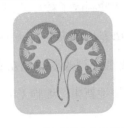

☆ 肾癌是怎么长出来的

☆ 肾癌应该如何治疗

☆ 肾包膜、肾筋膜，傻傻分不清

☆ 肾癌是怎么长出来的

第一章中我们指出了肾癌的发病与吸烟、肥胖、高血压、肾脏替代治疗、职业辐射、止痛药滥用及相关肾病等相关，但除了这些因素，遗传也和肾肿瘤的发病有关。这里我们要重点介绍一个与肾肿瘤遗传有关的疾病——VHL 综合征（von Hippel-Lindau syndrome）。临床上有许多肾肿瘤相关的综合征，但以 VHL 综合征作为常见和典型。VHL 综合征是一种家族性肾癌综合征，是以发现并描述本组综合征的医生的名字命名的。VHL 综合征患者年龄多为中年、青年，常两侧肾脏都发病，且病灶为多个。临床上患者可表现为肾癌伴发眼部、颅内、脊髓、肾上腺、内耳和胰腺等多部位的肿瘤。一般 VHL 综合征患者仅表现为上述数种肿瘤中的某一种或几种，尤其以肾癌最为典型。这种疾病之所以在肾脏肿瘤学领域素享"盛名"，是因为基于本病的分子生物学研究，解释了肾癌发生和远处转移的重要机制。

VHL 肿瘤抑制因子作为散发性肾癌重要的肿瘤抑制因子被广泛研究和报道。患有 VHL 综合征的患者出生时即带有 *VHL* 基因的突变，这一突变为常染色体显性遗传。当 *VHL* 基因突变时，氨基酸序列改变的 *VHL* 肿瘤抑制因子失去原有的功能，从而引发组织血管无序地新生，细胞无休止地自我复制，导致肿瘤的发生、转移等。

当然了，仅仅存在一种或某几种基因变异和缺陷，还不足以导致恶性肿瘤一定发生。恶性肿瘤的发生还需要一定外在环境的诱变因素，例如放射线、毒性物质、炎症刺激等。这样内因与外因相结合，就构成了恶性肿瘤发病的所谓"二次打击学说"。

VHL 综合征因为其家族聚集性，并携带固有的基因缺陷，成为肿瘤学家研究癌症行为的经典标本，揭示了肾癌发生与转移的真相，并能够从机制上指导临床外科医生的治疗：除了手术，还可以通过阻止那些灾难性蛋白质的积聚来达到防癌、治癌的效果，例如：阻止那些多余的癌基因发挥作用，甚至从源头上修复患者的基因缺陷。沿着这个思路走下去，相关的积极有效的治疗方法正越发展现出激动人心的前景。

☆ 肾癌应该如何治疗

• 早期肾癌

对于早期肾癌而言，疗效最肯定、最确切的治疗方法显然是手术切除肾肿瘤。对于低分期（$T_1N_0M_0$ 期），特别是 $T_{1a}N_0M_0$ 期肾癌患者，若适合进行保留肾单位手术，建议首先选择保留肾单位手术（肾部分切除术，nephron-sparing surgery，NSS）。保留肾单位手术也就是仅仅切除肿瘤，保留其余健康的肾脏组织。对于不适用肾部分切除术的 $T_{1a}N_0M_0$ 期肾癌患者，也可以选择行根治性肾切除术治疗。$T_{1b}N_0M_0$ 期肾癌患者，根治性肾切除术或肾部分切除术都是可选择的治疗手段。并且对于 $T_{1b}N_0M_0$ 期肾癌患者，选择肾部分切除术与肾癌根治性肾切除术的治疗效果没有明显差别。NSS 相比经典的根治性肾切除术而言，对患者的生活质量、术后康复等多方面都有改善。

• 局部进展期肾癌

尽管局部进展期肾癌的治疗极具挑战，但对于这些患者来说，治疗的首要目标仍旧是完整切除肿瘤组织，包括切除所有能够安全切除的可疑淋巴结，并尽可能地去除整个瘤栓；肾上腺或肾周脂肪受累的患者，甚至要切除肾上腺和相关的脂肪组织。除了上述手术治疗外，患者还需要接受其他进一步的系统治疗，包括免疫治疗、生物靶向药物治疗等。

· 晚期肾癌

晚期肾癌主要是指临床分期Ⅳ期的肾癌，主要包括 T_4 期肾癌和 M_1 期肾癌。主要特点是肿瘤已经转移、扩散至肾脏外，尤其偏爱肺、脑、骨、肝脏等器官。这时手术完整切除肿瘤难度大，几乎达不到根治的效果。目前临床上，对转移性肾癌，治疗方案主要包括：①手术治疗：肾癌原发灶减瘤手术和转移灶的切除手术。②包括免疫治疗、靶向药物治疗在内的药物治疗。③化疗仅适合于转移性非透明细胞癌或转移性透明细胞癌伴显著

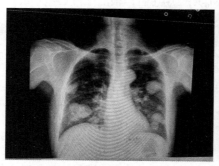

晚期肾癌肺转移的影像学资料

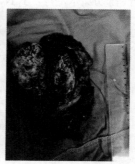

晚期肾癌标本

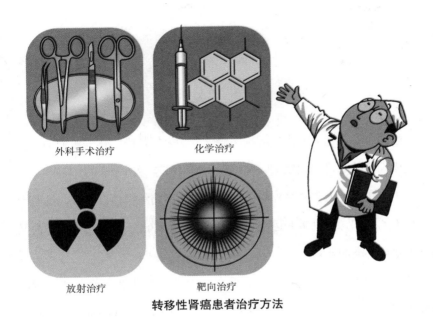

外科手术治疗   化学治疗

放射治疗   靶向治疗

转移性肾癌患者治疗方法

的肉瘤样变的患者。虽然对于晚期肾癌的治疗仍有多种方案选择，但这也从另一个侧面说明：并没有哪一种方案能够脱颖而出，成为最有效、最具有说服力的佼佼者。一般来说，各种治疗方案，都是外科手术切除、生物靶向治疗、免疫治疗以及参与新研发药物的临床试验等方法按照患者的个体情况进行加减和组合。

需要注意的是，肿瘤原发灶（位于肾脏的癌组织）和转移灶（转移至其他器官的癌组织）相应地具有特定的治疗措施。对于原发灶，允许手术的患者可以进行外科切除；颅内转移可以采用伽马刀照射，也可以进行开颅手术；对于骨转移，某些特定的药物可以对抗骨转移灶的生长和由此引起的剧烈疼痛。

☆ 肾包膜、肾筋膜，傻傻分不清

这是两个容易让人混淆的解剖学概念。如果把肾脏比作一粒葡萄，那么肾脏表面覆盖的肾包膜就如同葡萄皮，是肾脏本身所固有的。

除了肾包膜，人类肾脏外周还富含大量的脂肪组织包裹肾脏，这对于直立行走的我们，可以缓冲运动中的各种震动和冲击，保护这枚质脆而又有至关重要功能的器官。

肾脏外面所衬附的这层脂肪，我们称其为肾周脂肪。而包绕肾周脂肪外面还有一层筋膜，即肾周筋膜，也叫杰氏筋膜（Gerota's fascia）。这是为了纪念首先描述这一重要结构的 19 世纪解剖学家 D. Gerota 而命名的。

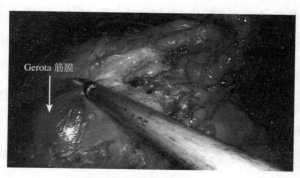

肾脏周围的筋膜

除了缓冲震动、保护和固定肾脏位置，肾周脂肪和肾筋膜还在肿瘤发生时，提供另外一道防止肿瘤局部侵犯的坚固屏障，这一定程度减缓了肾脏肿瘤向周边器官组织的浸润。由于肾筋膜和肾周脂肪囊的存在，许多肾癌的癌性栓子已经蔓延至腔静脉内，但肿瘤本身却仍局限于肾筋膜内，未能造成邻近器官的侵犯转移，从而避免了病情的进一步恶化。这类肾癌我们称为局部进展性肾癌。

2

晚期肾癌和转移

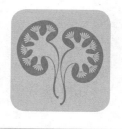

☆ 什么是局部进展期肾癌

☆ 晚期肾癌治疗的方案有哪些

☆ 什么是局部进展期肾癌

临床上肾癌可以分成 I ~ IV 期，共四个期。I 期是指肾脏肿瘤局限在肾包膜内，此时肿瘤的危险性不大，通过手术可以达到根治的效果。II 期是指肿瘤突破了肾脏的包膜，侵犯了肾周的脂肪囊，但还没有突破肾周筋膜，也没有侵犯肾静脉、下腔静脉或者转移至肾脏周围的淋巴结。此时肿瘤已经向肾脏周围侵犯生长，但总的危险性仍处于可控范围内，通过根治性肾切除手术仍可以取得较好的疗效。Ⅲ期是指肾肿瘤在Ⅱ期的基础上，

I 期

肿瘤局限在肾包膜内

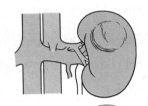

Ⅱ 期

肿瘤侵犯肾周脂肪
（局限在 Gerota 筋膜内）

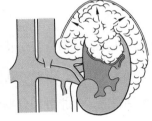

Ⅲ 期

肿瘤累及区域淋巴结和
（或）肾静脉、下腔静脉

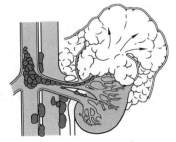

Ⅳ 期

肿瘤侵犯邻近器官
或发生远处转移

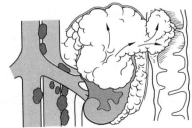

肾癌的分期

累及了肾脏周围的淋巴结，或者侵犯了肾脏静脉、下腔静脉等，进一步造成了肿瘤的扩散。此时肾肿瘤的危险性进一步增大，面临着马上要失控的可能。通过根治性肾脏切除和对局部转移的淋巴、已被侵犯的肾静脉与下腔静脉进行手术切除，能够使多数患者取得较好疗效，但手术风险也明显增加了。Ⅳ期的肾癌是指肾肿瘤突破了肾周筋膜，侵犯到邻近器官，如肾上腺、肝脏、肠道、胰腺、脾脏等，或者转移到远处器官，如肺、骨骼、大脑等。

而我们临床上所说的局限性肾癌是指肾癌局限在肾包膜内，没有淋巴结转移、没有静脉癌栓、没有远处转移的患者，就是肾癌分期中Ⅰ期和Ⅱ期的患者。而所谓局部进展期肾癌，是指肿瘤分期位于临床 TNM 分期中的第Ⅲ期的肾癌。这类肾癌临床上包括：局限于肾周筋膜内生长，但不幸出现局部淋巴结转移或者肾静脉、下腔静脉有癌栓的患者。

☆ 晚期肾癌治疗的方案有哪些

什么是晚期肾癌？形象地说人的肾脏好比穿了"三层衣服"，这"三层衣服"把肾脏严实地包裹住，在解剖学上从里到外分别称之为肾包膜、肾周脂肪和肾筋膜。当肾脏的肿瘤穿透了这三层结构，长到了最外面，那么这类肾癌即可认为已经到了晚期。还有另外一种晚期肾癌就是通俗意义上的"转移肾癌"。

目前随着人们健康意识的提高以及医学技术的进步，许多肾癌在早期即可通过体检被发现并诊断，但仍有部分患者就诊时已到了晚期，丧失了最理想的治疗时机。晚期肾癌的治疗一直是临床治疗中的一个难题，因为此时病变往往已经不仅仅局限于肾脏本身，而是可能已经侵犯到了肾脏周围的组织或器官，甚至已经出现了远处器官的转移。近年来，随着生物医学研究的进一步深入，医学专家们提出了一些临床具有一定疗效的治疗方法，但是，每一种单一的治疗手段都具有局限性，因此晚期肿瘤的综合治疗一直被认为是改善预后、减轻痛苦、延长生命的措施。那么对于晚期肾癌目前主要有哪些治疗方法？下面介绍常用的一些治疗措施。

• 外科手术

手术切除长了肿瘤的肾脏对于早期肾癌可以达到根治的效果，临床疗效较好，但是作为晚期肾癌的治疗手段之一，单一手术治疗疗效欠佳，且具有一定的手术风险和较高的术后并发症率，因为晚期肾癌往往肿瘤体积较大，而且与肾脏周围的组织或器官有密切的粘连，切除时可能会有所伤及。只有极少数患者可通过外科手术而获得较长期的生存，临床常和其他治疗方法联合使用以延长患者生命。尽管如此，如果能通过手术切除肿瘤仍然是有希望改善患者预后的，有研究显示肾原发病灶的手术切除并结合免疫、靶向等后续治疗，对延长患者的生存期仍然是有益

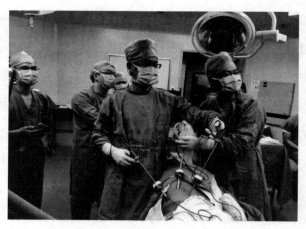

外科手术进行肾癌精准切除，保留正常肾组织

的。对于合并远处转移的晚期肾癌患者，如条件允许，可进行转移灶切除手术与肾脏手术同时进行或分期进行。

· 放射治疗

放射治疗（简称放疗）就是通常人们常说的"照光"，是通过放射线杀灭肿瘤细胞。然而晚期肾癌患者对放疗不敏感，疗效欠佳，但是对于晚期出现骨转移、术后局部肿瘤复发、区域或远处淋巴结转移患者，姑息放疗可达到缓解疼痛和运动障碍、避免病理性骨折、提高生存质量的目的。近年来，随着放射技术的不断进步，临床上逐步开展立体定位定向放疗（γ刀、X线刀、三维适形放疗、强调适形放疗），其定位更加精确，在杀灭肿瘤的同时，最大限度地避免正常组织受到损害，起到减少放疗并发

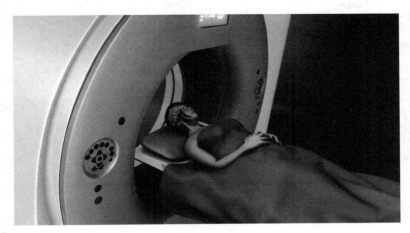

放疗治疗肾癌

症的效果。放疗对复发和转移病灶能起到一定的控制作用，但应当在有效的全身治疗基础上进行。

• 免疫治疗

肾癌对全身化疗极不敏感，20 世纪 80 年代以免疫治疗为基础的肿瘤生物治疗继手术、放疗及化疗后成为肿瘤治疗的又一模式。细胞因子治疗肿瘤，尤其是 α 干扰素（IFN-α）和白介素-2（IL-2）在肾癌免疫治疗中的作用受到广泛重视。α 干扰素是由病毒感染的细胞产生的一组糖蛋白，可通过多种机制实现抗肿瘤的效果，其剂量与治疗反应关系尚不明确，治疗的有效率在 10%~30%，平均 15%，其中完全缓解率为 2% 左右。白介素-2 曾相对一段时间作为一线药用于晚期肾癌的治疗，多推荐采用高剂量静脉用药。其总有效率为15%，其中完全缓解率7%，部分缓解8%。然而高剂量白介素-2静脉给药的有效剂量接近药物的致死剂量，接受治疗的患者需要住监护病房，部分患者需辅助呼吸或用升压药维持血压，死亡率为4%左右。α干扰素和白介素-2联合用药，疗效肯定，但有效率不甚理想，毒副作用明显，为了进一步提高疗效及减轻不良反应，临床尝试了许多联合方案，各种联合方案很多，总体有效率较单一用药好，但因一些不确定因素的存在，目前尚没有标准的联合方案及疗效的量化标准；而且存在各种并发症，最常见的是流感样症、消化道症状、骨髓抑制、神经系统异常、皮肤反应等，这些不良反应使患者舒适度降低，严重时还会影响治疗，使治疗中断或停止。

• 生物靶向治疗

所谓生物靶向治疗，顾名思义，就是药物犹如武器瞄向肿瘤这一靶心。在肿瘤分子治疗方面指的就是针对某种癌细胞，或者是针对癌细胞的某一个蛋白质、某一个分子进行的治疗。靶向治疗分为器官靶向、细胞靶向和分子靶向三个层次，需要着重描述的是分子靶向，它指的是针对肿瘤细胞里面的某一个蛋白质家族的某些分子、某条信号通路，或者是一个核苷酸的片段，或者一个基因产物进行治疗。

已用于临床的有：抗肿瘤血管生成药物、调节细胞生长和血管形成信号蛋白抑制剂等，这些在临床上各自发挥重要作用。目前美国食品药品管理局批准的可用于治疗转移性肾细胞癌的分子靶向药物主要有 5 种：舒尼替尼、帕唑帕尼、索拉非尼、贝伐珠单抗、替西罗莫可。这些药物的运用为晚期肾癌患者带来了新的生机，但是由于患者的个体差异及肿瘤不同的异质性，其临床疗效差异较大，完全缓解率总体不足 10%，绝大多数患者药物治疗后肿瘤处于部分缓解或稳定，且药物价格较昂贵。与此同时还有一系列不同程度的毒副作用如手足皮肤反应、脱发、皮疹、口腔黏膜炎、疲劳乏力、腹泻、高血压、咯血、消化道出血、血尿、肝功能损伤、贫血、血小板减少、白细胞减少、心绞痛等。这使得晚期肾癌患者的治疗仍然面临很多挑战。

从上述可知，晚期肾癌现有的治疗方法及方案众多，都有各自的特点及特征，要尽可能根据患者的具体情况选择合理的治疗方案，重视患者健康相关生活质量，做到个性化治疗，以增强疗效、减少不良反应、提高患者生活质量。

3

转移性肾癌的治疗和预后

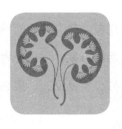

☆ 什么是癌栓？为什么取出癌栓的手术难度这么高

☆ 转移性肾癌患者的预后怎么样

☆ 化疗是转移性肾癌的选项吗

☆ 没有根治的机会，是否仍要手术切除患肿瘤的肾脏

☆ 什么是癌栓？为什么取出癌栓的手术难度这么高

癌栓是肿瘤常见并发症之一，是指癌细胞在生长、繁殖、转移过程中，侵袭或堆集在血管和淋巴系统，或引起血液的凝血异常，导致血管功能和血液运行障碍，从而造成异常凝血、血栓形成，产生一系列病理生理

改变的肿瘤并发症。

癌栓从病变的肾肿瘤部位沿着静脉系统向心脏方向生长，其可以从肾静脉的分支、肾静脉、下腔静脉延伸到右心房。癌栓能严重影响肿瘤患者的生存期和生存质量，显著影响患者的血流动力学特征，加速恶性肿瘤的远处转移。发生在人体重要组织和器官的癌栓更严重地危及肿瘤患者的生命，甚至由于栓子脱落而形成重要脏器（脑血管、心脏的冠状动脉）栓塞，导致患者因急性血栓事件而迅速死亡。

癌栓让外科医生非常头疼。一方面，肾癌的癌栓位于肾静脉、腔静脉等血流汹涌、管壁脆弱的大血管内，这给手术造成了巨大的风险和挑战；另一方面，长期浸泡在血流中的癌栓，本身是聚集了无数癌细胞的"中转站"，在血液的冲刷下，癌细胞随血流遍历全身组织器官，非常容易导致远处转移。幸而，对局部进展期患者而言，积极的手术治疗仍能使患者从中获益。

关于癌栓，外科医生最关心的内容可能就是肾癌癌栓在血管中延伸的长度了，因为这直接决定了癌栓能否通过外科手术方法取出以及取出的难易程度。静脉造影、高分辨率薄层 CT 扫描、磁共振扫描（尤其是 MRV 成像）以及超声等辅助检查手段是泌尿外科医生经常采用的确定癌栓形态细节的方法。通过了解癌栓所在的血管及其形态、癌栓长度、其所延伸的最高和最低水平等要素，协助外科医生审慎地制订手术治疗方案。

例如一个肾癌患者，CT 检查发现：肾脏肿瘤位于右肾上极，大小约 8 cm，未突破肾包膜，肾上腺未见异常，肾周淋巴结未见肿大，但肾静脉内及下腔静脉内可见充盈缺损，考虑癌栓。癌栓顶端位于肝缘下，距离肾静脉开口处 3 cm。进一步影像学检查发现患者明显远处转移。那么这个患者的肾癌分期应该是 $cT_{1b}N_0M_0$，还是 $cT_3N_0M_0$ 呢？显然，该患者合并静脉癌栓，分期不能光看患者肿瘤大小和是否侵犯肾周脂肪，T 分期应该是 T_3 期，最终分期是 $cT_3N_0M_0$。下腔静脉癌栓分级是 2 级。

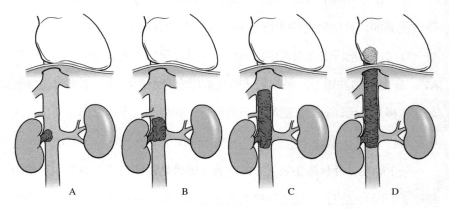

肾癌伴静脉癌栓的分级

A：癌栓顶端位于下腔静脉内，距离肾静脉开口处 <2 cm，1 级；B：癌栓顶端位于下腔静脉内，距离肾静脉开口处 >2 cm，2 级；C：癌栓顶端位于肝内下腔静脉，膈肌以下水平，3 级；D：癌栓顶端位于膈肌上，4 级

如前所述，癌栓去除手术具有非常高的风险，稍有不慎，甚至可能危及患者的生命，手术应该由在肾脏外科领域具有较高造诣和强化训练的专

家完成。

　　大多数癌栓位于肝脏和心脏以下，这时，手术应首先控制并完全阻断下腔静脉的血流，然后将其取出并缝合腔静脉血管。有时候，癌栓还会侵犯静脉管壁，这时可能需要切除并重建部分腔静脉。

　　而有些时候，癌栓会偶尔延伸至肝静脉以上，甚至到达心脏水平。在这种情况下，手术的过程将更加困难凶险，去除癌栓需要进行心脏旁路手术，也就是通过特定的外科技术，建立绕过瘤栓的血液循环路径，然后争分夺秒地切除栓子，重建心房和大血管，关闭腔静脉，并按计划切除肾脏和分离一切必要的血管。这个过程中，往往需要血管外科、心脏外科团队的合作，手术难度之大也就可想而知了。

　　例如前文举例的 $cT_3N_0M_0$、下腔静脉癌栓 2 级的患者，术前检查还需要行 MRI 判断癌栓是否侵犯下腔静脉壁，以及明确腹部动脉的分布及走向情况。手术中术者需要首先找到肾动脉，并予以结扎。然后游离好右肾静脉、下腔静脉、左肾静脉，结扎下腔静脉背侧的腰静脉。下腔静脉要游离至右肾静脉的下端直至肝缘下，确保游离的位置位于癌栓顶端的上方。在充分游离肾周及右侧肾上腺后，要依次阻断下腔静脉、右肾静脉入口的下方，左肾静脉、下腔静脉肝缘下。然后打开右肾静脉，显露癌栓，切开下腔静脉，完整显露并切除下腔静脉内的癌栓。如果癌栓侵犯下腔静脉壁，还需要切除受侵犯的下腔静脉壁。完整切除肿瘤及癌栓后，缝合下腔静脉壁，确保下腔静脉回流不受影响。然后依次开放近心端下腔静脉、左侧肾静脉、远心端下腔静脉。

　　这个病例在肾癌合并腔静脉癌栓的患者中属于一个中等难度的手术，如果癌栓顶端位于肝缘下的上方，那么游离的范围和阻断的血管就要更多，手术难度就会更大。最难的手术是下腔静脉癌栓 4 级，癌栓顶端位于膈肌上，此时就需要胸腹联合入路，甚至需要人工心脏停跳，建立血液体外循环进行手术。

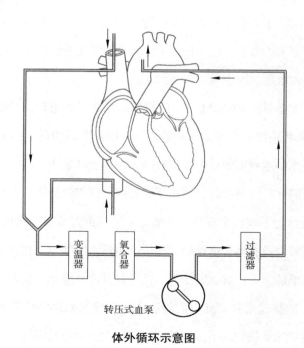

体外循环示意图

☆ 转移性肾癌患者的预后怎么样

确诊肾癌转移后，患者脑海中的第一个问题或许就是："我还能活多久？"根据既往的资料统计，转移性肾癌患者的平均生存时间为 12~14 个月。其实，肾癌预后相关的因素越来越多地被发现并论证，其中不乏独立的预后因素，如肿瘤分级、血小板计数等。然而，随着分子生物学技术的发展，基因测序、荧光原位杂交、免疫组化、PCR 等技术的广泛应用和后基因组学时代的来临，对于肿瘤的认识已经深入到分子水平。肾癌中很多的表遗传学机制得以发现，一系列肿瘤个性化治疗相关分子靶标被先后发现，大量特异性肿瘤靶向治疗药物也陆续上市，不仅为恶性肿瘤的预后预测和指导治疗提供了新的指标，也在一定程度上为恶性肿瘤的治疗提供了新的方案，还在不同层面上改变着传统肿瘤病理分型、分级、分期的临床意义和患者的预后。

另外需要明白，12~14 个月的生存期是仅针对所观察的大样本整体而言，对于每一个患者个体来说，生存时间的长短可以有非常大的不同，从几个月到几年不等。

除了生存期，我们还应当关注患者的生存质量。健康相关的生活质量（health-related quality of life，HRQoL）这个概念虽然主观，但是仍然可以通过精心设计的量表进行描述。人的生命是时间上的长度和内容上的丰度结合的有机整体，对于恶性肿瘤的治疗而言，足够的生存质量代表足够的对于治疗的耐受程度。无论是手术，还是生物靶向治疗，对于患者而言，都是一个沉重的打击，包括手术并发症和药物不良反应。这时，一般状况良好的患者就容易更好地耐受各种治疗措施对身体带来的附加损害。

☆ 化疗是转移性肾癌的选项吗

很不幸，由于肾癌本身特殊的生物学行为特点，在生物靶向治疗流行之前，除了手术，化疗和放疗均很难对肾癌奏效。有研究发现，肾癌细胞中表达一种被称为"多药耐药性蛋白（multiple drug resistance，MDR）"的物质，这种蛋白质本质是一种跨细胞内外的转运泵，可以将包括细胞毒类药物在内的化疗药等物质由细胞内转运至细胞外，从而导致细胞毒制剂对肾癌细胞失效。

不过研究也发现，肾癌具有所谓的"免疫性"，也就是能够诱导机体产生明显的抗肿瘤免疫反应。在肾肿瘤组织中能够鉴定出针对肿瘤抗原的细胞毒 T 细胞、树突状细胞和辅助性 T 细胞等免疫活性细胞成分。另外，临床上 10%~20% 的肾癌患者对注射白介素 -2 治疗有效也能验证肾癌的这一特点。这为体细胞免疫回输治疗技术在肾癌的临床应用提供了理论依据。

☆ 没有根治的机会，是否仍要手术切除患肿瘤的肾脏

当患者被诊断为转移性肾癌，并且明确了远处转移灶的部位和数量时，治疗前景似乎一片悲观。在这种情况下，医生会建议有的患者行姑息性肾切除术，失望的患者甚至没有信心理解这种手术的益处。为什么没有手术治愈的机会，还要手术？对于绝大多数恶性肿瘤而言，转移意味着整个疾病病程的晚期和终末。在这种情境下，医生的办法确实非常有限。各种其他器官、系统的恶性肿瘤的肾脏转移也不例外。这时候，手术往往已经不是首选的方法了。因为一方面转移性肿瘤的切除多半是耗时耗力的大手术，另一方面在恶性肿瘤转移的情况下，患者一般体力衰弱，呈现一种消耗性的"恶病质"表现，多半患者禁不住大手术给身体带来的创伤。手术之后，患者恢复愈合的过程会非常缓慢，甚至不能像普通患者一样，顺利挺过术后康复这一难关。

绝大多数情况下，医生更倾向于为患者选择化疗、放疗、靶向治疗等创伤较小的治疗措施，以及传统医学等姑息性治疗措施，来延缓疾病的进展，尽可能地减轻恶性肿瘤为患者带来的痛苦。

不过，要知道手术无法根治，不代表不能从手术当中获得益处，更不代表放弃外科手术这种重要的治疗手段。目前的研究表明：对于体能状态良好、低危险因素的转移性肾癌患者应首选外科手术切除肾癌原发病灶。

在符合这些条件的前提下，外科医生也会谨慎地挑选一小部分患者，为其实施"减轻肿瘤负荷的手术"。

影响转移性肾癌预后的危险因素评分

影响因素	异常标准
乳酸脱氢酶	＞正常上限 1.5 倍
血红蛋白	女性＜ 115 g/L，男性＜ 130 g/L
血钙	＞ 2.5 mmol/L
确诊原发癌至开始内科治疗	＜ 1 年
Karnofsky 评分	≤ 80 分
转移器官数目	≥ 2 个

注：低危：0；中危：1~2 个危险因素；高危：≥ 3 个危险因素。

已经有研究证实，所谓的减瘤手术，可以平均延长患者半年的生存期，并带来以下诸多益处：姑息性肾切除术可以减轻肿瘤的总体负荷，将后续治疗作用集中于转移灶的肿瘤，从而有可能提高系统治疗对转移肿瘤的疗效。姑息性肾切除术可以斩断肿瘤转移的源头。还有理论认为肾脏的原发肿瘤能够分泌某些特定的物质，进入血液，流经转移灶，并能促进转移灶的生长，降低人体正常的免疫力。切除原发肿瘤有助于消除这些不良因素。

对于不同的患者，外科医师会慎重考虑手术风险和患者的个体情况，仔细评估病情，挑选合适的手术，避免因为经历手术，导致患者术后恢复

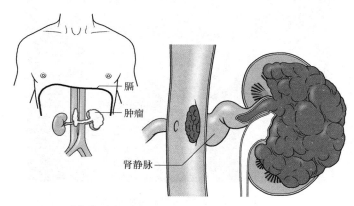

膈

肿瘤

肾静脉

晚期肾癌切除肾癌原发灶可以减轻肿瘤负荷

不佳，进而影响进一步接受其他治疗的机会。

例如，骨转移和肺转移是肾癌转移常见的部位。如果肾癌患者已经骨转移，那进行手术的指征包括：骨痛、转移灶压迫神经、病理性骨折等对功能和日常生活造成显著影响等情况。总的来说，转移性病灶的切除还是要在充分评估患者一般情况、对手术的耐受程度以及能够在多大程度上从手术中获益等多方面因素后，慎重做出决定，二次手术更是如此。

除了建议肾癌骨转移的患者接受靶向药物治疗这一金标准治疗措施，对于手术方案的确定，还应该充分考虑骶骨转移的部位、数量、病灶大小，以及对患者日常活动和功能的影响、手术的难易程度、术后恢复以及患者的预期等多方面因素。与晚期肿瘤的搏斗，从来不是医生主导或者患

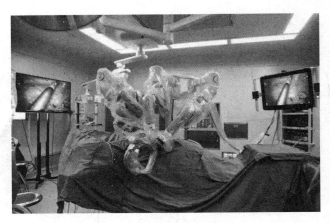

达·芬奇机器人完成肾癌切除

者被动接受、忍耐的独角戏，而是医患共同面对难关、共同制订"作战方案"的一个过程。

4

肾癌的进展和诊断

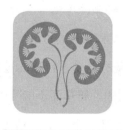

☆ 为什么患者的病情进展是"因人而异"

☆ 肿瘤转移的诊断标准是什么

☆ 为什么患者的病情进展是"因人而异"

　　肿瘤学家们常常喜欢用"五年生存率""五年复发率"等表示概率的数字来描述某一种恶性肿瘤进展的快慢和预后的好坏，从而在整体上把握从疾病诊断到接受治疗，进而复发、进展直至因病死亡的全过程。对于一例 I 期肾透明细胞癌患者，如接受标准的根治性切除手术，辅以依从性很好的术后随访，却在术后短时间内发生复发和转移，确实是令人遗憾的小概率事件。

至于原因，从专业的角度分析，大概有以下这几种可能性。

一种可能性，或许可以归咎于现有影像学检查手段的局限。已经有许多研究表明，许多微小的远处转移病灶，并不能被常规的影像学检查手段，比如增强 CT、磁共振以及 PET-CT 等检测出来。因此推断，或许存在这样一种情景，那就是早在 CT 扫描发现之前，转移的病灶就已经蛰伏在远处的某一个角落，只是还未成气候。甚至还有可能在疾病初次诊断、接受手术之前，就已经有 CT 扫描无法探测到的、细微的癌细胞小分队，悄悄随血流、淋巴管道等到达远处，种下了后续复发和转移的种子。

假如 CT 扫描和 PET-CT 检查准确无误，肾癌的复发、转移的过程就一定会循规蹈矩、按部就班吗？答案当然是否定的。斩草而不能除根，肿瘤细胞生命力和适应能力极度顽强，条件合适的情况下，能够迅速恢复"元气"，继续"为非作歹"、"主动出击"，而且时间地点变幻莫测、难以预料……这都是癌症让肿瘤学家们伤透脑筋的"坏脾气"。从这个意义上讲，复发又在情理之中。

肿瘤学理论如同一座大厦，而距离这幢摩天大楼的完工，还有太遥远的距离。揭示恶性肿瘤深刻的、详尽的发病机制，彻底地理解这种疾病，从而为治愈这种疾病创造条件，这是每一位肿瘤学科研工作者，也是每一位肿瘤外科医师终身奋斗的目标。

正是因为目前检查不能完全反映肿瘤的全部情况，所以无论是哪一期的患者，都应当在术后按照医嘱定期随访、复查，这样才可以尽可能有效地发现问题。

☆ 肿瘤转移的诊断标准是什么

这样的问题，不难反映出患者焦虑的心情，也不可否认奇迹或许无处不在、随时都有可能发生。但是诊断的金标准还是"病理学诊断"。

CT、磁共振等当代影像学检查手段自诞生至今已演变进步将近半个世纪，其技术日益先进、准确率也不断提高，对许多疾病的诊断，已经不断地逼近"病理学诊断"这一古老的"金标准"。以肾癌为例，CT 诊断肾癌的敏感性和特异性均达到 90% 以上，个别经验极其丰富的影像学专家，结合新型设备高质量的成像能力，甚至能根据肾癌的影像学表现，精确地分辨肾癌的某几种特定病理类型。总而言之，这些当代医生的"火眼金睛"们，"犯错误"的概率正变得越来越低。但是临床依旧强调手术病理结果的重要性，是因为首先影像学检查只能逼近而不是达到病理诊断的准确率；其次，病理学检查能够获取肿瘤具体病理类型的信息，而病理学类型对于患者术后接受哪种药物的治疗有决定性的指导意义。

临床上肾脏的肿瘤不仅有良恶性之分，还有来源之分，这时术前正确的诊断，直接影响术式和术后的治疗方案。例如肾癌和肾盂癌都可以表现为肾脏内的实性占位，虽然大部分肾盂癌在影像学表现上更加倾向于侵袭生产，更接近肾集合系统，但这都不是直接的诊断证据。甚至有时候肾盂癌和肾癌单纯通过影像学很难达到明确诊断，但局限性的肾癌和局限性肾盂癌的手术范围、术后治疗方案都完全不一样。局限性肾癌的切除范围包括：肾周筋膜、肾周脂肪、患肾和同侧肾上腺、从膈肌脚至腹主动脉分叉处、腹主动脉或下腔静脉旁淋巴结以及髂血管分叉以上输尿管。而肾盂癌不需要切除肾上腺，但却需要完整切除半尿路系统，在输尿管入膀胱处还得进行袖状切除。局限性肾癌术后除了定期随访和复查，一般无需进一步诊治；而局限性肾盂癌除了定期随访和复查，还需要进行灌注化疗。因为肾盂癌和肾癌的起源不同、病理不同、敏感的临床治疗手段也完全不同，这就要求在术前进一步完善相关检查，如果影像学检查无法明确，最好通过脱落细胞学检查甚至输尿管软镜活检明确肾盂癌，再加上术后病理的最终结果，以便制订合理的治疗方案。

而对肿瘤是否存在复发和转移的准确判断，直接决定了肾癌的后续治疗措施，如靶向药物治疗等。对接受靶向药物治疗后续治疗效果的评估，也有赖于 PET-CT 等检查对病灶大小的准确测量。因此应该认为，术后随访的影像学检查结果，对于支持医生做出正确的临床决策同样可靠。

5

肾癌免疫治疗知多少

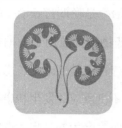

☆ 生物靶向治疗和免疫治疗在肾癌治疗
   中的地位如何

☆ 免疫治疗常见的副作用该如何处理

☆ 生物靶向治疗和免疫治疗在肾癌
治疗中的地位如何

对于晚期肾癌患者而言，目前的"金标准"治疗方法依旧是以舒尼替尼等靶向药物为代表的生物靶向药物治疗方案。此外，还有细胞因子治疗（白介素、干扰素、胸腺肽注射）、细胞因子诱导的活化杀伤淋巴细胞回输

（DCCIK）等方法，属于肿瘤非特异性免疫治疗的范畴。

靶向治疗的最大优点是以肿瘤细胞高表达而正常细胞很少表达或不表达的基因或基因产物为靶点，最大限度地杀伤肿瘤细胞并降低对正常细胞的损伤。舒尼替尼的临床研究数据表明，靶向药物为晚期肾癌的治疗带来了翻天覆地的变化，总生存期延长突破 2 年。其可以多靶点、双重抑制肿瘤细胞增殖和血管生成，基础和临床研究均已证实，同时阻断多个酪氨酸激酶的药物活性比单独应用一种酪氨酸激酶的抗肿瘤活性要更强。

舒尼替尼治疗肾细胞癌的标准剂量是每天 50 mg（4 粒），连续服用 4 周，之后停药 2 周，共计 6 周为 1 个周期。靶向治疗是晚期肾癌治疗的金标准，舒尼替尼、阿昔替尼、索拉非尼等靶向药物被批准用于晚期转移性肾癌的治疗，为患者带来了曙光。由于靶向治疗在突破性地延长患者生存率的同时，也会不可避免地带来副作用，因此不良反应的发生和患者的耐受程度是医师和患者都必须考虑到的问题。如医生会为部分患者选定 37.5 mg 的每日剂量而不是 50 mg，或 50 mg 每日采用服药 2 周停药 1 周的方案而不是服药 4 周停药 2 周的方案以提高耐受性，减轻毒副作用对患者的不良影响。这些都是谨慎地考虑到疗效与安全性、综合权衡了利弊的结果，总的原则是在保证患者耐受治疗和服用药物安全性的前提下，尽可能地获得和标准治疗剂量相近的疗效。

免疫治疗的理论和实践目前方兴未艾，其理论依据是认为肿瘤的发生是机体内的抗肿瘤免疫失效，如果能够以一定的措施恢复机体的抗肿瘤免疫，如注射白介素、干扰素等特定的细胞因子，或者通过回输对恶性肿瘤细胞有非特异性杀伤功效的免疫细胞，来起到抵抗恶性肿瘤的作用，或许能够对治疗癌症有所帮助。不过作为一种尚不成熟的理论，免疫治疗距离成熟的临床应用似乎还有很长的道路要走。

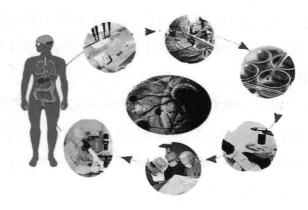

免疫治疗的医学研究

☆ 免疫治疗常见的副作用该如何处理

晚期肾癌预后差，严重威胁患者的生活质量及生存时间，遗憾的是由于晚期肾癌对化疗及放疗均不敏感，在分子靶向治疗应用于临床以前，免疫治疗是晚期肾癌或转移性肾癌主要的治疗手段。

白介素-2 及 α 干扰素作为晚期肾癌免疫治疗的一线药物，在过去的20 年中被广泛应用，同时也取得了一定的疗效，尽管只有约 15% 的患者对免疫治疗药物产生反应，但一度被人们认为是肾癌晚期治疗的希望所在。之所以免疫治疗的实际临床效果不尽如人意，其中一个重要的原因是其具有一系列的不良反应，使患者的耐受力下降，不得不减少剂量甚至是停止治疗，从而使治疗效果大打折扣。

由于早期肾癌无明显临床症状，当患者出现血尿、腰腹肿块等症状就诊时，不少患者已进入肾癌晚期，尽管姑息性手术切除患肾对患者延长生存期仍有一定益处，但为获得更好的生存预期，术后进一步接受相应综合治疗是不可或缺的。

白介素-2 及 α 干扰素是应用最广的晚期肾癌免疫治疗药物。任何药物都可能出现各种各样的副作用，那么这两种药物在临床应用中都有哪些毒副作用？对于这些常见的毒副作用，又有什么办法来消除或是减轻对患者身体的伤害呢？

（1）发热及流感样症状：发热是接受免疫治疗过程中最为常见的不良反应，这部分患者往往体温上升很快，可高至39℃以上，常伴有畏寒、肌颤等；流感样反应是指发热、头痛、肌肉酸痛以及咽痛、鼻塞、流涕、恶心、呕吐、食欲不振等症状群。对于上述不良反应常用解热镇痛药物对症处理。现在常用的解热镇痛药有阿司匹林、吲哚美辛、布洛芬、安乃近、萘普生等，但需要注意，解热镇痛类药物本身也具有一些副作用，主要是胃肠道不适，长期大量应用可至胃出血、胃溃疡、凝血障碍等，因此服药需严格遵照医嘱，切勿自行加药加量，以免出现这些严重不良反应。在药物治疗的同时，多饮水、充足的休息、合理的营养保障也是极为重要的。

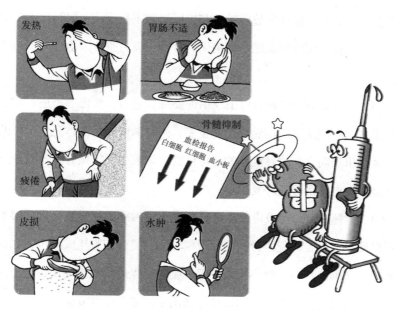

免疫治疗的副作用

（2）胃肠道不良反应：胃肠道的不良反应也是免疫治疗中常见的毒副作用。患者往往表现为食欲不振，伴有不同程度的腹泻、腹痛、恶心、呕吐等。对于出现上述不良反应者，症状较轻的可继续进行免疫治疗，辅以一些止吐、止泻的药物，如甲氧氯普胺（胃复安）、盐酸小檗碱（黄连素）等，症状会有明显好转，而症状较重者，除上述必要的药物处置外，视病情需要减少免疫治疗药物，甚至是停止治疗；对于出现严重恶心、呕吐及腹泻的患者，还需注意由此造成的营养障碍、消耗过多等情形，这些可使患者对免疫治疗的耐受力进一步下降。处理上，调整药物的给药时间，保证患者正常进食，也可有效应对这些胃肠道的不良反应；同时饮食上予以补充高蛋白质、高维生素以及易消化的食物，极力避免因治疗而引起营养不良。

（3）疲倦：不少患者尚可出现精神萎靡、乏力、疲倦等不适，对于这部分患者，心理疏导工作显得尤为重要，同时保证充足的休息、合理的营养，保持乐观向上、战胜疾病的心理信念。居家生活需做好日常看护，注意安全，防止跌倒等意外发生。

（4）骨髓抑制：血液毒性反应是肾癌免疫治疗中常见且必须足够重视的不良反应，主要表现为骨髓抑制现象，即各类血细胞生成减少，如白细胞减少、红细胞减少、血小板减少等。必须提醒患者注意的是，当出现骨髓抑制，而没有接受相应处理，往往会出现诸多严重并发症。

骨髓抑制者常常会伴有贫血，也就是血液中红细胞及血红蛋白含量降低，患者多表现为携氧能力下降而出现活动耐力下降，严重者可出现口唇青紫，即发绀。对于病情严重的患者，需暂时中断免疫治疗并通过输血来改善病情。促红细胞生成素是临床上常用的对症处理红细胞减少患者的药物，且这种药物尤其适用于肾功能不全的患者，同时也避免了因输血而引起的相关风险，用药的同时也需相应补充维生素 B_{12}、叶酸、铁剂等造血原料以增强疗效。

除贫血外，骨髓抑制患者还可出现白细胞的减少，这种不良反应增加了发生感染的风险，针对年老体弱的患者尤为需要重视。出现感染、发热的患者，抗生素的使用是必不可少的，对于严重骨髓抑制、白细胞极低者，即便体温不升高，也应使用抗生素作预防之用。抗生素的使用应持续至体温回归正常后的 48 小时，严重患者需延长使用时间直至白细胞上升至正常。重组人粒细胞集落刺激因子常被用于对抗骨髓抑制而出现白细胞减少的患者，对保障肾癌免疫治疗作用巨大，使用过程中需每周复查血常规，如连续 2 次检查白细胞高于正常值上限，可考虑停药。用药的同时做好防寒保暖、空气流通、加强营养、增强机体免疫等措施以避免出现肺部感染、泌尿生殖道感染等。

骨髓抑制患者还可出现血小板减少，血小板是与止血相关的一类血液成分，血小板低了出血部位就不容易止血。在日常生活中需注意各方面细节，如减少活动、避免受伤，进软食、通便以避免消化道出血，注意镇咳以避免呼吸道出血等。药物治疗方面可采用重组人促血小板生成素，经治疗后可望有效提升血小板水平，然而这类药物起效缓慢，一般起效时间为 5 天，对于严重血小板减少并伴有出血的患者最为直接有效的方法还是输注单采血小板制剂，快速提升血小板水平，防止出现潜在的出血危险。

（5）皮损：接受免疫治疗的晚期肾癌患者还可出现一系列的皮肤反应，主要为口腔溃疡、疱疹、全身皮疹，可伴有疼痛或瘙痒。对于口腔黏膜病变者需要注意口腔卫生，可用康复新漱口，多数患者可自然好转；对于皮疹患者，可服用氯雷他定（开瑞坦）抗过敏，同时以外用抗炎药物对症处理，收效均较理想。

（6）其他不良反应：例如毛细血管渗漏症状亦可见于部分接受免疫治疗的肾癌患者。所谓毛细血管渗漏，通俗地讲，就是小血管内的水分经由受损的血管壁漏到组织中，使组织产生了水肿。其中面部水肿较为常见，患者有面部肿胀、紧绷感，可给予适当的利尿剂对症处置，需要注意的是，需密切监测血电解质变化，以免出现异常导致水电解质紊乱。

综上所述，肾癌免疫治疗过程中，多数患者往往会出现这样或是那样的不良反应，程度轻重不等。无论是医护人员、家属或是患者本人均需对此有所了解，密切注意患者的身体状况、心理变化等，定期复诊，评估治疗效果，优化疗程。

6

靶向治疗的那些事

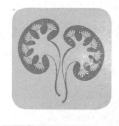

☆ 晚期肾癌的靶向治疗方案有哪些

☆ 肾癌靶向治疗的适应证有哪些

☆ 肾癌靶向治疗的药物有哪些副作用

☆ 晚期肾癌的靶向治疗方案有哪些

谈到肿瘤的治疗，除了手术之外，大家一定还知道化疗和放疗，同时大家可能还会有这样一种概念，即放疗和化疗存在许多毒副作用。的确，作为肿瘤综合治疗中两大重要手段，放化疗在疗效及不良反应控制方面已经取得了长足的进步，但是由于其治疗机制的局限，这两种方法仍然不能区分机体正常组织与肿瘤组织。那么有没有一种新的药物能够区分正常细胞和癌细胞，只消灭癌细胞，不伤害正常细胞呢？

靶向治疗就是这样一种新型肿瘤治疗方法。之所以冠之以"靶向"的头衔，就是因为它只消灭肿瘤细胞，不会误伤正常细胞，就像神枪手一样指哪打哪。要是把化疗比喻成铺天盖地、敌我不分的炮弹，靶向治疗就好比有的放矢、一击即中的精确制导导弹。通俗地讲，靶向治疗是在细胞分子水平上，针对已经明确的致癌基因位点（该位点可以是肿瘤细胞内部的一个蛋白质分子，也可以是一个被证实与肿瘤发生、发展或转移密切相关的基因片段）来设计相应的治疗药物，利用肿瘤细胞与正常细胞分子之间生物学的差异，以肿瘤的原癌基因产物或其信号传导通路为治疗的靶点，

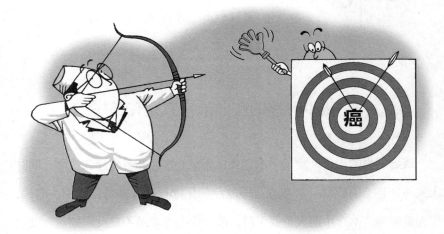

靶向治疗：精确瞄准肿瘤细胞，进行打击

通过单克隆抗体或酶抑制剂来阻断信号传导通路，从而达到抑制肿瘤生长的目的。分子靶向治疗药物分为针对特定细胞标志物的单克隆抗体、信号传导抑制剂、抗血管形成药物和针对某些细胞遗传学标志或癌基因产物的药物，药物进入体内会特异地与相应的靶点结合发挥药理作用，使肿瘤细胞特异性死亡，而不会波及肿瘤周围的正常组织细胞，所以分子靶向治疗又被称为"生物导弹"。

对于晚期肾癌，靶向治疗相比其他辅助治疗方法同样展现了其出色的疗效。在我国舒尼替尼和索拉菲尼已在临床应用多年，据相关研究资料显示，接受靶向治疗的晚期肾癌患者在客观缓解率、病情控制率、中位生存期、无进展生存期及总生存期等方面均优于其他治疗方案，同时患者的生活质量亦得到了显著的提高。而且还可以在实验室进行基因层面的药物敏感性实验，从而更加有利于制订患者个体化的靶向治疗方案。

随着分子生物学的不断发展，肾癌发生中细胞信号转导通路中的一些关键分子成为治疗靶点，使得分子靶向治疗在晚期肾癌的治疗过程中扮演了重要角色，分子靶向治疗是指在肿瘤分子生物学的基础上，以肿瘤相关的特异分子作为靶点，利用靶分子特异制剂或药物进行治疗的手段。已用于临床的有：抗肿瘤血管生成药物、调节细胞生长和血管形成信号蛋白抑制剂等，它们在临床上各自发挥重要作用。美国食品药品管理局（FDA）批准的可用于治疗晚期肾细胞癌的分子靶向药物主要有 6 种：舒尼替尼、帕唑帕尼、索拉菲尼、贝伐珠单抗、替西罗莫司、依维莫司，主要用于晚期肾癌的一线药有前 5 种。

晚期肾癌靶向治疗药物依据药物分子特点及作用机制可有多种分类方法：按药物分子量大小可分为大分子靶向药物及小分子靶向药物；按作用机制可分为激酶阻断靶向药、抗新生血管靶向药、放射免疫靶向药、凋亡激动靶向药；按靶点多少可区分为单靶点药物和多靶点药物；按治疗模式可分为单用靶向药物及联合用靶向药物。

肾癌分子靶向药物的分类和特点

药物	作用靶点	特点	给药途径
索拉非尼（多吉美）	VEGFR-2,3 PDGFR-β FLT_3-KIT-Raf	小分子酪氨酸受体激酶和丝氨酸-苏氨酸抑制剂	口服
舒尼替尼（索坦）	VEGFR PDGFR FLT_3-KIT-RET	小分子酪氨酸受体激酶抑制剂	口服
帕唑帕尼	VEGFR PDGFR KIT	小分子酪氨酸受体激酶抑制剂	口服
贝伐珠单抗	与 VEGF 竞争性结合	单克隆抗体	静脉
替西罗莫司	mTOR	西罗莫司酯化物	静脉
依维莫司	mTOR	西罗莫司羟乙基化合物	口服

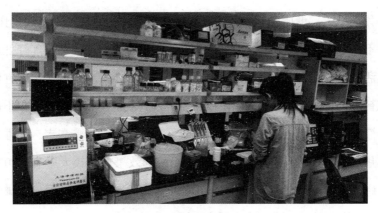

靶向药物敏感性的基因检测

☆ 肾癌靶向治疗的适应证有哪些

肾癌靶向治疗主要适用于晚期或转移性肾癌的辅助治疗。晚期肾癌患者接受靶向治疗后，总生存时间由平均 13 个月延长到 28 个月。如果能合理地使用这些药物，总生存时间将可能得到进一步延长，生活质量也将得到进一步改善。在如此令人鼓舞的疗效面前，是否每一个晚期肾癌患者都可以安全且有效地进行靶向治疗呢？答案显然是否定的。要想取得良好的疗效且避免严重的副作用，必须综合考量肿瘤的病理类型、病灶侵犯程度以及患者的个体情况。首先，拟接受靶向治疗的晚期肾癌患者必须有较好的耐受力，目前已在临床应用的靶向治疗药物在治疗过程中均会产生一定的副作用，如患者年龄高、一般健康状况较差，同时合并多种慢性基础疾病，如高血压、糖尿病、肺气肿，则往往无法耐受治疗所带来的副作用，最终不得不终止治疗，自然也很难取得良好的疗效，反而还可能降低患者的生活质量。甲状腺功能紊乱、心功能不全、严重高血压等患者不宜使用舒尼替尼；索拉菲尼引起的手足皮肤反应及胃肠道不良反应较多，不适用于慢性消化道疾病患者；对于合并肺炎及其他感染性疾病患者，依维莫司需慎用。其次，肿瘤的病理类型也对治疗的效果有着较大影响。90% 的肾癌病理类型为透明细胞癌，其余的病理类型还包括乳头状肾癌、嫌色细胞癌等，不同的病理类型决定了完全不同的治疗方案，因此千篇一律地使用某种药物来治疗不同病理类型的晚期肾癌是不恰当的。其三，前期治疗情况对靶向药物的选择及治疗效果也存在着较大的关联，部分患者尽管已发生了肾癌的远处转移，但仍然接受了病灶的手术切除，甚至是转移灶的切除，对于这部分患者进一步接受靶向药物治疗，其疗效往往会优于未接受减瘤术的患者。

近来，新辅助靶向治疗也被不少医生运用于晚期肾癌的综合治疗中。所谓新辅助靶向治疗，也就是针对局部进展期肾癌患者先期进行靶向药物治疗，通过治疗，可以一定程度缩小肿瘤的体积，使得孤立肾局部进展期患者可以有希望接受保留肾单位的手术；同时，借助靶向治疗药物的抗血管生成效应，可以一定程度减少术中出血量，使得这类手术变得安全。

部分晚期肾癌患者在靶向治疗中出现耐药，目前相关研究均显示，序贯治疗可以使患者重新得到临床获益，但是还没有最佳的序贯治疗方案，对于低、中危患者，以 VEGF 信号通路为基础的靶向治疗应作为一线治疗。

对于低、中危患者，可以给予的一线治疗药物有舒尼替尼、帕唑帕尼、贝伐珠单抗＋α 干扰素；对于接受 TKI 治疗失败的患者，可以给予二线靶向药物依维莫司、索拉非尼或阿昔替尼，其中依维莫司为首选；对于接受贝伐珠单抗＋α 干扰素治疗失败的患者，可以给予二线靶向药物，如索拉非尼、帕唑帕尼或阿昔替尼；对于二线 TKI 治疗失败的患者，可以给予三线靶向药物依维莫司；对于二线 mTOR 抑制剂治疗失败的患者，可以给予三线靶向药物索拉非尼；三线靶向药物治疗失败后可以给予其他任何靶向药物治疗。

对于晚期肾透明细胞癌高危患者，一线靶向药物为替西罗莫司，治疗失败后可以选用其他任何靶向药物；而对于肾非透明细胞癌患者，可以选用的一线靶向药物有舒尼替尼、替西罗莫司或依维莫司，治疗失败后可以选用其他任何靶向药物。至于靶向药物之间的联合应用，目前已经开展了一系列的针对 TKI 和 mTOR 抑制剂的联合治疗研究，所有的结果均显示联合治疗并不优于单药治疗，其中最主要的因素是靶向药物的毒副作用，因此目前不推荐行靶向药物的联合治疗。

总之，靶向药物治疗是目前治疗晚期肾癌最有效的方法。制订靶向治疗方案时需要综合考虑药物的疗效和毒副作用、肿瘤的病理类型危险程度，以及患者是否合并某些基础疾病才能实现治疗的个体化和患者受益的最大化。

☆ 肾癌靶向治疗的药物有哪些副作用

靶向治疗药物主要抑制血管内皮生长因子受体、血小板源生长因子受体、VEGFR 等，达到抑制肿瘤血管及肿瘤生长的效果。因此该类药物的不良反应也与之相关。主要包括以下六个方面：

（1）手足综合征：手足综合征表现为手或足的感觉异常、麻刺感、烧灼感或疼痛感。按其轻重程度分为三度：①轻度：手足麻木、感觉迟钝、感觉异常、无痛性肿胀或红斑等。②中度：手的疼痛性红斑和肿胀，可影响患者日常活动。③重度：手足湿性脱屑、溃疡、水疱或严重的疼痛，使患者不能工作或进行日常活动时严重不适。在预防和处理手足综合征时，建议患者穿着宽松、透气性好的布鞋；避免长时间站立，防止足部受压；避免接触有刺激的洗涤用品；可用硫酸镁溶液浸泡，尿素软膏涂抹，严重者可应用皮质类固醇乳液；必要时使用抗真菌药或抗生素治疗。

（2）皮疹：面部红斑在应用索拉非尼治疗患者中的发生率约为 63%。最常发生于治疗的前 2 周，早期可有头皮感觉异常，继续用药后这些反应可逐渐减轻，之后症状逐渐消失。应用舒尼替尼治疗的患者面部可出现丘疹脓疱性皮疹。出现皮疹的患者建议穿着柔软、舒适的棉质内衣，并保持床单元清洁；维生素 E 乳膏保湿、雷炉洗剂止痒；避免抓挠，防止继发感染；防晒，防止皮肤破损。必要时局部应用皮质类固醇软膏或抗生素治疗。

（3）消化道不良反应：腹泻是酪氨酸激酶抑制剂最常见的不良反应。另外常见胃肠道不良反应有恶心、食欲减退、厌食、口腔炎、呕吐等。若发生恶心、呕吐，可调整服药时间，即进食前 1 小时或进食 2 小时后服药；建议少量多餐；服药期间食用少渣、低纤维、易消化食物。避免进食气味重、辛辣油腻食品，避免食用易引起过敏、高渗性食品及产气性食品，饮食结构以高蛋白质、高热量为宜。进食前即服用盐酸昂丹司琼口腔崩解片。腹泻可应用洛哌丁胺、地芬诺酯治疗，脱水严重的患者要及时补充水和电解质。发生严重腹泻需要停药，对厌食患者可应用醋酸甲地孕酮处置。

（4）心血管不良反应：高血压是靶向药物治疗的常见不良反应。应用舒尼替尼患者高血压的发生率为 30%，帕唑帕尼为 40%，阿西替尼为 40%。研究发现，在舒尼替尼治疗过程中出现高血压或者高血压加重者，其疗效更好。高血压是否可以作为舒尼替尼治疗肾透明细胞癌的疗效预测因子是目前临床研究的一个热点。对于治疗过程中，患者如出现充血性心力衰竭症状，应立即终止治疗；仅伴有射血分数 < 50% 或较基线下降，也需中断或减量治疗。建议低盐清淡饮食，注意休息，保持充足睡眠；每天测血压 2 次。同时做好用药护理，遵医嘱应用抗高血压药物，建议将目标血压控制在 140/90 mmHg 以下。但维拉帕米及地尔硫䓬等非二氢吡啶类禁用。

（5）血液学毒性：舒尼替尼治疗后可发生中性粒细胞减少、淋巴细胞减少、贫血、血小板减少；而应用索拉非尼较舒尼替尼血液学毒性较小。

治疗过程中观察患者有无贫血貌、感染的表现及全身有无出血点、瘀点、瘀斑等出血表现，观察患者有无咯血、黑便、便血、鼻出血等，一旦发现，及时处理，并告知医生，必要时应用药物治疗。靶向治疗可能导致骨髓抑制，需要密切监测血常规。严重的血小板减少及中性粒细胞减少症应予重视，必要时需要停药，可应用重组人粒细胞刺激因子。贫血可应用重组人红细胞生成素，并补充铁剂。血小板降低可应用血小板生成素治疗，严重时输注血小板。保持病房清洁卫生，养成好的卫生习惯，预防感染的发生。

（6）甲状腺功能减退：应用舒尼替尼治疗的患者可出现甲状腺功能减退，大部分患者可表现出相应的症状。主要临床表现有皮肤的黏液性水肿，胸闷、乏力，食欲减退，体重增加，恶心、呕吐，便秘，肌肉酸痛等。

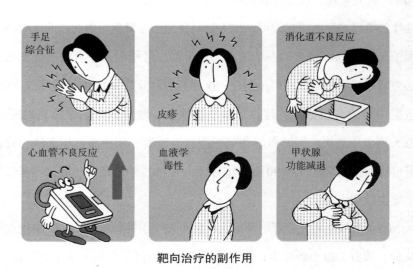

靶向治疗的副作用

定期复查甲状腺激素水平，对有症状的患者及促甲状腺素 TSH 明显升高的患者遵医嘱行激素替代治疗，补充左甲状腺素片，一般不需要停用靶向治疗。

（7）对应用贝伐珠单抗治疗的患者，遵医嘱告知手术前后 4 周需要停用。定期行血常规、止凝血功能及尿液检查，监测患者血压。对有血栓形成高危患者，遵医嘱预防性应用小剂量低分子肝素抗凝治疗。若治疗过程中出现下肢静脉血栓，遵医嘱给予低分子肝素、华法林抗凝治疗，监测血液国际标准化比值；指导患者抬高患肢；多食蔬菜、水果，以保持大便通畅；禁忌按摩患部，以防栓子脱落；注意观察患肢皮肤颜色、温度和肿胀变化。

（8）对应用 mTOR 抑制剂治疗的患者，需要定期监测血糖、血脂、血常规，若出现高脂血症或高糖血症，给予相应的饮食指导，比如低脂、低糖饮食。告知患者治疗过程中若出现呼吸困难，需要及时就医，行胸片或肺部 CT 检查，排除有无肺部病变。治疗过程中注意个人卫生，因应用该类药物的患者免疫力低下，易导致各种感染。

靶向治疗过程中出现的各种不良反应影响患者的生活质量，严重时需要减量或停用药物，使患者不能从靶向治疗中获益，因此对晚期肾癌患者靶向治疗过程中出现的不良反应进行监测或及时处理和护理对治疗尤为重要。

7

肾癌患者的康复指导

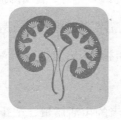

☆ 肾癌术后患者需要休息多久才可以上班

☆ 肾癌术后患者的伤口要如何护理

☆ 肾癌术后合并肾功能不全的患者有哪些注意事项

☆ 肾癌根治术后只有一侧肾脏，每日饮水量受限制吗？多喝水会不会增加肾脏负担

☆ 肾癌患者如何进行康复训练？术后患者在什么时间可以进行哪些活动

☆ 保肾术后或肾癌根治术后，应避免或少用哪些损害肾功能的药物

☆ 肾癌行保肾手术或者肾切除术的患者如何随访

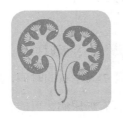

☆ 肾全切、肾部分切除术后患者的日常起居生活需要注意些什么

☆ 肾癌术后患者该怎么饮食？吃哪些食物好？有忌口吗

☆ 对肾癌晚期患者，家庭护理中有哪些注意事项

☆ 肾癌术后患者需要休息多久才可以上班

总体而言，我们建议接受手术的早期肾癌患者要至少休息 1 个月，之后如果身体没有其他不适的情况，患者本人参加工作的意愿比较强烈，可以进行体能消耗较少、精神压力较小的工作，以身体能够承受为宜，不可从事重体力劳动。其实，继续参加工作对患者本人来说也是一种积极的自我心理暗示，可以帮助患者摆脱自己是一个"患病者"的心态，重新以阳光向上的心态投入到生活当中去。

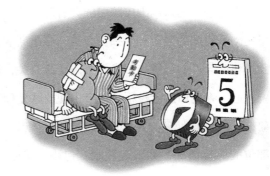

肾癌术后多久可以上班

☆ 肾癌术后患者的伤口要如何护理

术后伤口要保持敷料清洁、干燥，如有渗血、渗液，应及时换药，以预防伤口感染。因为人体皮肤的自然愈合通常需要 7 天左右的时间，所以，一般在术后 7~10 天对伤口进行拆线。如果患者有糖尿病，可能愈合时间会延长，根据伤口愈合的情况来决定拆线的时间，在此期间，患者要加强营养，合理控制围术期血糖，这对伤口的愈合很关键。

术后患者多长时间可以洗澡、如何洗澡，是患者及家属迫切关心的问题，这个主要考虑伤口愈合情况，要待伤口完全愈合后，才能洗澡，一般是拆线后 1 周，在此之前，可以用湿毛巾擦拭非手术区域，避免弄湿伤口纱布，一旦纱布弄湿，要及时换药，避免感染。此外，伤口处如果有硬痂，不可用强力去除，最好等待其逐渐软化后自行脱落。

有些患者伤口周围皮肤可能会有麻木感，这属于正常现象，可能与切口处支配皮肤的微小神经损伤有关，可逐渐改善。术后也有可能出现患侧腹部略膨起，这可能与手术侧肌肉变薄有关，也属于正常现象，患者也不要担心。在伤口愈合过程中，会出现皮肤发痒的症状，一般也属于正常现象，无需特殊处理，剧烈时可去皮肤科就诊。患者也需要积极观察手术部位的康复情况，如出现肿胀、包块、渗血、渗液、疼痛等异常，要及时就诊。

☆ 肾癌术后合并肾功能不全的患者有哪些注意事项

术后合并肾功能不全时，不仅要进行科学治疗，还要防止日常生活中对肾脏造成第二次伤害，从而加重病情。

（1）饮食方面，肾脏手术前后合并或者出现了肾功能不全的患者，需要低盐饮食，每日食盐摄入量控制在 2~3 g，也就是一个啤酒瓶瓶盖或者农夫山泉矿泉水瓶盖的食盐量，忌食咸菜、咸蛋、腌肉、海产品等食物。日常饮食限制植物蛋白的摄入，如豆腐、豆芽、豆粉等。宜采用优质动物蛋白，俗话说"食肉不如食鱼"，对于慢性肾功能不全的患者，淡水鱼是较好的优质蛋白，其他如瘦肉、鸡肉、蛋类、奶制品等优质蛋白质也要适当补充。限制高嘌呤和高磷饮食，如动物内脏、海产品（除外淡水鱼），少食用含钾高的水果和蔬菜，如橘子、香蕉、柑橘、菠菜、芹菜、土豆、西红柿、南瓜、茶叶、酱油、味精等。

（2）日常活动：对于肾功能不全患者而言，首先应减轻工作强度，此外，患者应避免受凉和感冒，一旦感冒，要及时治疗，还应卧床休息，避免肾脏负担过重。

（3）喝水：肾功能不全患者日常也要多饮水，以保证每天的尿量在 2 000 ml 以上，这样有助于将体内的代谢废物排出体外。如果出现食欲不振、恶心、腹中饱闷或者口淡无味、不思饮食等症状，且这些症状随疾病的发展而加剧，应及时去医院就诊。

（4）生活中的小提示：肾功能不全患者应避免服用对肾脏有害的药物，避免肾功能的损伤。随着人们生活水平的提高，随之而来的"三高"问题导致的慢性肾功能不全的患者逐渐增多，50%的肾功能受损的患者不会出现任何身体的不适感。三高引起的肾功能不全对身体伤害不容忽视，因此，生活中应加强自我监测血压、血糖、血脂的意识，一旦出现异常要及时就医，避免加重病情。患者朋友也不要盲目悲观，慢性肾功能不全是有法可医的，即使患者到了尿毒症期，经过透析或肾移植后，完全可以恢复正常的家庭生活，甚至回到自己的工作岗位，总体预后较为良好。肾功能不全患者应保持一颗乐观的心态，相信医生采用的治疗方案，积极配合治疗，以达到最佳的治疗效果。

☆ 肾癌根治术后只有一侧肾脏，每日饮水量受限制吗？多喝水会不会增加肾脏负担

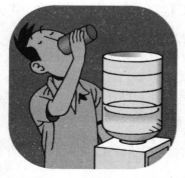

喝水可以帮助排泄代谢产物

肾脏通过分泌尿液将身体的代谢废物排出体外，只有保证足够的尿量（一般每天2 000 ml 以上），才能把当日的代谢产物排泄掉，因此，喝水是帮助排泄代谢产物的有效途径。一侧肾脏可以正常代谢的情况下，如果没有明显的水肿，饮水可与

常人相当。

☆ 肾癌患者如何进行康复训练？术后患者在什么时间可以进行哪些活动

肾癌根治术后第二天，如果没有特殊情况，就可起床活动了，一般遵循"三个五"的原则，即"床边坐 5 分钟，床边站立 5 分钟，再沿着床边走 5 分钟"，每一个环节都要循序渐进，量力而行。

对于行肾癌肾部分切除术的患者，需根据术中的情况，一般要绝对卧床 3~7 天，在术后 1 周逐渐增加活动量。术后患者 1 个月内应当以卧床休息为主，适当活动，尽量避免弯腰动作，不要做剧烈运动，不宜提重物、做大幅度运动，不要用力前弯后仰。

一般术后 1 个月的患者以散步活动为主；术后 2~3 个月，可进行有氧运动如太极拳、有氧操、慢跑等；术后 3 个月以上，可登山、游泳等。患者宜养成良好的生活习惯，合理安排饮食、睡眠、工作、学习、活动、娱

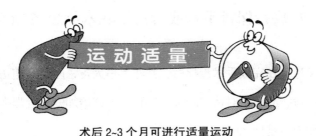

术后 2~3 个月可进行适量运动

乐等，适当进行户外活动及轻度体育锻炼以增强体质，预防感冒，避免过度劳累及受凉。

☆ 保肾术后或肾癌根治术后，应避免或少用哪些损害肾功能的药物

术后要增强体质，避免感冒，注意保护肾脏，避免使用如氨基糖苷类 [庆大霉素、丁胺卡那霉素（阿米卡星）、链霉素等]、磺胺类（磺胺嘧啶）、非甾体类抗炎药 [阿司匹林、吲哚美辛、布洛芬、扑热息痛（对乙酰氨基酚）等]。此外，中药安全性问题也越来越受到重视，一些中药诸如关木通、广防己、雷公藤、苍耳子等，也有可能引起肾损伤，需要谨慎使用，考察用法用量，并定期监测。生活中主动观察每日尿量，同时定期监测血压、血糖，一旦发现有高血压、糖尿病等慢性疾病，要引起重视，马上治疗，以免引起肾脏损伤。

☆ 肾癌行保肾手术或者肾切除术的患者如何随访

肾癌患者在完成手术治疗后，并非万事大吉，应定期随访，切勿忽视仅有的好肾，应该像对待"国宝大熊猫"一样倍加爱护。那么，术后随访的时机和内容是什么呢？具体如下：

第一次复查：术后 1 个月，主要复查肾功能、有无贫血、伤口愈合情况，如果是肾部分切除患者，还要加查肾脏 CT。

第二次复查：术后 2 年以内每 3 个月复查 1 次；第 3 年开始，每半年复查 1 次；第 4 年起每年复查 1 次。随访内容：血常规、肝肾功能、电解质、胸片（胸部 CT 建议 1~2 年查 1 次）、腹部超声（腹部 CT 每半年 1 次）。

长征医院泌尿外科常年设有肾癌随访专病门诊，有专业的随访团队，可根据您的病情制订长期的随访方案，方便大家就医。

风险程度	治疗	随访						
		6个月	1年	2年	3年	4年	5年	5年后
低	肾根治性或部分性切除术	超声	CT	超声	CT	超声	CT	暂停
中	肾根治性或部分性切除术、射频、冷冻消融	CT	超声	CT	超声	CT	CT	每2年1次CT
高	肾根治性或部分性切除术、射频、冷冻消融	CT	CT	CT	CT	CT	CT	每2年1次CT

☆ 肾全切、肾部分切除术后患者的日常起居生活需要注意些什么

（1）预防感冒，避免劳累及受凉，注意保护肾功能，尽量避免使用对肾功能有损害的药物，尤其是各种抗生素，中药也需慎用，因为它们大部分都是从肾脏排泄的，对其有一定的损害。

（2）起居有常，生活有节，作息规律。养成良好的卫生习惯和生活习惯，合理安排睡眠、饮食、工作、学习、活动、娱乐及体育锻炼等。

（3）术后早期，患者尽量不要过多运动，术后3个月内避免外出旅游。

（4）患者要培养一定的个人兴趣爱好，保持身心愉悦，摆脱自己是"患病者"心理暗示。

（5）严格控制易造成肾脏损害的疾病，常见的有高血压、糖尿病、痛风、高脂血症等。

☆ 肾癌术后患者该怎么饮食？吃哪些 食物好？有忌口吗

随着微创技术应用越来越广泛，手术对胃肠功能影响较小，肠道通气后可进食流质或半流质，如米汤、面汤、菜汤、稀藕粉、蜂蜜水、稀饭、鸡蛋羹等，之后逐渐过渡到软食、普通饮食。术后饮食调理的注意事项可以总结为"一多二少三控制"。一多：多饮水；二少：少吃盐、少吃肉；三控制：控制血压、血糖、尿酸。肾癌患者术后的饮食应该营养丰富、搭配合理，做到全面、均衡地摄入营养。补充优质蛋白质，在选择蛋白质食

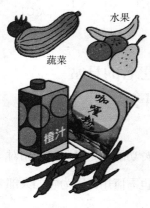

水果

蔬菜

多吃果蔬、忌食辛辣

物来源上，可以多选择一些"白肉"，如禽类蛋白、鱼肉、牛奶；适当控制进食"红肉"，如猪肉、牛羊肉等。在维生素的补充上，要尽量多吃蔬菜和水果。研究表明，每日进食蔬菜和水果的种类数目达到6种，可以避免维生素类营养的缺乏。对于体弱和贫血的患者，可以多吃瘦肉、蛋类、动物内脏、香菇、黑木耳等含铁丰富的食物。此外，抗癌食物推荐西红柿，它具有其他蔬菜所没有的"番茄红素"。胡萝卜、绿色蔬菜（甘蓝菜、莴苣、花椰菜、芥菜、绿花菜）、柑橘类水果（橙子、橘子、柠檬、葡萄柚）都是较好的抗癌食物。

从西医来讲，肾癌术后患者没有特定的不可以吃的食物，忌口其实是对食物烹饪手法的限制，要避免食用烟熏、炸、煎、烧烤、腌制、霉烂变质、油腻、辛辣刺激性食物，浓茶、咖啡、烟、酒要限制。

☆ 对肾癌晚期患者，家庭护理中有哪些注意事项

家属是医生的好助手，发挥家庭的支持和辅助作用在晚期患者的居家照护中显得尤为重要。家属要营造一个良好的休息环境和宽松的家庭氛围，保持居室空气流通、温湿度适宜，帮助患者树立积极向上的生活心态，对患者的康复十分重要。患者的一般身体参数指标，如精神、饮食、体重、衣服尺寸、大小便、食欲、情绪、体能的变化，家属都要注意观察。这些情况对于医生决定并及时调整治疗方案具有重要的参考价值。对于食

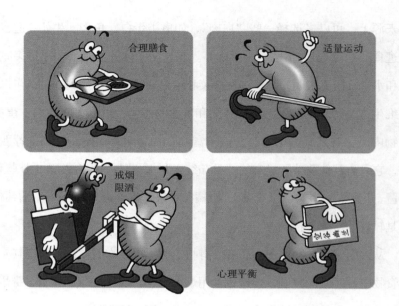

欲不振、胃口差、食量少的患者，饮食上尽量做到色、香、味、形俱佳，少食多餐，避免盲目忌口。